·四川大学精品立项教材·

视觉健康与视觉科学

Vision Health and Visual Science

主　编　刘陇黔

副主编　杨　必　马　薇

编　者　魏　红　王晓悦　杨　必　廖　孟

　　　　唐昂藏　杨国渊　陈冰洁　陈涛文

　　　　杨旭波　马　薇　董光静　颜　月

　　　　伍　叶

四川大学出版社

项目策划：许　奕
责任编辑：张　澄
责任校对：谢　瑞
封面设计：墨创文化
责任印制：王　炜

图书在版编目（CIP）数据

视觉健康与视觉科学／刘陇黔主编．—成都：四
川大学出版社，2020.11
　　ISBN 978-7-5690-3961-0

　Ⅰ．①视…　Ⅱ．①刘…　Ⅲ．①视力保护　Ⅳ．①R77

中国版本图书馆 CIP 数据核字（2020）第 219065 号

书名　视觉健康与视觉科学
　　　SHIJUE JIANKANG YU SHIJUE KEXUE

主　　编	刘陇黔
出　　版	四川大学出版社
地　　址	成都市一环路南一段 24 号（610065）
发　　行	四川大学出版社
书　　号	ISBN 978-7-5690-3961-0
印前制作	四川胜翔数码印务设计有限公司
印　　刷	郫县犀浦印刷厂
成品尺寸	185mm×260mm
插　　页	1
印　　张	5.75
字　　数	142 千字
版　　次	2020 年 12 月第 1 版
印　　次	2020 年 12 月第 1 次印刷
定　　价	29.00 元

◆ 读者邮购本书，请与本社发行科联系。
　电话：(028)85408408/(028)85401670/
　(028)86408023　邮政编码：610065
◆ 本社图书如有印装质量问题，请寄回出版社调换。
◆ 网址：http://press.scu.edu.cn

四川大学出版社
微信公众号

前　言

2016 年 10 月 28 日原国家卫生和计划生育委员会发布《"十三五"全国眼健康规划（2016—2020 年）》，指出：眼健康是国民健康的重要组成部分，包括盲在内的视觉损伤严重影响人民群众的身体健康和生活质量，加重家庭和社会负担，威胁社会经济生产活动，是涉及民生的重大公共卫生问题和社会问题。我国仍然是世界上盲和视觉损伤患者数量较多的国家之一，年龄相关性眼病患病率提高，青少年屈光不正等问题日益突出，农村贫困人口白内障致盲的问题尚未完全解决；眼科医疗资源总量不足、质量不高、分布不均的问题依然存在，基层眼保健工作仍需加强；群众爱眼护眼的健康生活理念还需继续强化。

眼视光学是一门独立的、规范的医疗保健学科。眼视光学教育的目的是为社会培养眼部和视觉系统的初级健康保健工作者——视光师。视光师是眼睛和视觉系统的初级卫生保健从业者，提供全面的眼部和视觉保健。

眼视光学教育的发展已有百余年的历史，但各国及各地区发展情况有一定差异，现在主要存在三种教育模式：北美地区采用"四年普通本科＋四年专业学习"的八年制教育模式，英联邦地区采用 4~5 年本科教育模式，法国、德国、日本、韩国等国家采用 2~3 年专科教育模式。前两种模式的具体情况如下：

北美模式：在北美地区，学生完成四年普通大学本科学习后，再接受四年的眼视光学专业教育。八年学习结束后，成绩合格者获得眼视光学博士（医师）学位。毕业生在通过全美统一的视光学执照考试后，即可拥有开具普通眼科用药和眼镜处方的权力。该模式培养的视光师主要提供针对社区和大众的眼科初级保健服务。

英联邦模式：在部分欧洲国家，眼视光学教育由理工类大学提供，本科教育为四年制，在教学上侧重于眼视光学的专业知识，而对临床眼科知识涉及不多，学业结束后学校对合格毕业生授予眼视光学本科学位。该模式培养的视光师不具有药物处方权，主要在视光学诊所和眼镜店从事相关视觉保健工作。

我国的眼视光学高等教育始于 20 世纪末，充分考虑了其他国家不同教育模式的优缺点，在结合中国国情的基础上创建了有中国特色的教育模式。至今国内已有十余所高校开设了眼视光学本科专业，其教育模式主要分为"五年制"和"四年制"两种。

"五年制"由温州医学院首创。1988 年温州医学院成立了中国第一个眼科视光学系，并开设眼视光学专业，开始培养眼视光学高级医学专业人才。1993 年，该专业由专科升为五年制本科。学生毕业时可获得医学学士学位，有望成为从事眼科临床医疗和眼视光学专业工作的医师。

"四年制"由四川大学首创。2000 年，四川大学以医学技术视光学方向开始招收四年制本科生。2002 年教育部正式批准专业目录中纳入四年制视光学专业，毕业生获得理学学士学位。此模式类似于英联邦模式。"四年制"的毕业生可从事视光学专业工作。该模式所培养的人才不是临床医师，而是专业的视光师，其工作具有独立性。

2012 年教育部印发的《普通高等学校本科专业目录（2012）》中，眼视光学成为医学技术类下的一门学科。

眼视光学在我国是一个朝阳事业，有广阔的发展前景。使全民获得便利的眼部和视觉保健应该成为世界各地眼视光学相关从业者的目标，因此应积极鼓励更多的高校开展眼视光学专业的本科教育，扩大招生规模，使我国的基础视觉保健工作水平得到提升。

刘陇黔

2019 年 9 月

目　录

第一章　眼部解剖

眼是视觉器官，由两个眼球、眼的附属器、视路及视中枢构成。眼球主要由两个部分构成，即屈光传导系统和感光成像系统。屈光传导系统包括角膜、晶状体和玻璃体。感光成像系统是视网膜，就是视觉成像的部位，视神经及视路将视网膜产生的神经冲动传导到视中枢，经大脑整合，完成视觉行为。

第一节　眼球的结构

眼球分为眼球壁和眼球内容物两大部分。眼球示意图见图1-1。

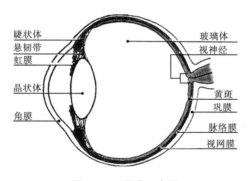

图 1-1　眼球示意图

一、眼球壁

眼球壁分为外、中、内三层，外层包括角膜和巩膜，中层为葡萄膜，内层为视网膜。

（一）外层

眼球壁的外层由角膜、巩膜组成。前1/6为透明的角膜，其余5/6为白色的巩膜。眼球壁外层质地坚韧，主要由纤维结缔组织构成，起维持眼球形状和保护眼内组织的作用，眼球壁外层见图1-2。

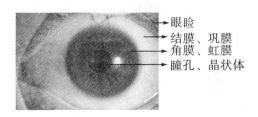

图 1－2　眼球壁外层

1. 角膜

角膜为眼球壁前 1/6 的部分，透明、无血管，横径为 11.5～12.0mm，垂直径为 10.5～11.0mm，角膜中央部厚度为 0.50～0.57mm，周边部约 1.0mm。曲率半径前面约为 7.8mm，后面约为 6.8mm。角膜呈椭圆形，略向前凸。角膜表面被泪膜覆盖，起防止角膜干燥、保持角膜平滑和维持光学特性的作用。

角膜由外向内分为五层，即上皮细胞层、前弹力层、基质层、后弹力层和内皮细胞层：

（1）上皮细胞层：由 5～6 层鳞状上皮细胞组成，厚 40～50μm。对细菌抵抗力强，损伤后具有较强的再生能力，不遗留瘢痕。

（2）前弹力层：为一层透明膜，损伤后不能再生，而留下薄翳。

（3）基质层：占角膜厚度的 90%，厚度约 500μm，由与角膜表面平行的胶原纤维束薄板组成，抵抗力较强，损伤后不可再生。

（4）后弹力层：为坚韧的透明薄膜，抵抗力较强，损伤后可再生。

（5）内皮细胞层：位于角膜最里面，由六角形扁平细胞构成，细胞间连接紧密，具有良好的屏障作用，形成角膜－房水屏障。角膜内皮细胞不具有再生能力，受损后依靠邻近细胞扩展和移行而覆盖缺损区。

角膜为眼球屈光间质的重要组成部分，本身无血管，营养主要来自角膜缘血管网和房水。由于有丰富的神经末梢，角膜感觉十分敏锐。

2. 巩膜

巩膜由致密交错的胶原纤维构成，坚韧，呈乳白色，不透明，主要起保护眼球的作用。分为表层、实质层和棕黑层。巩膜前接角膜，后至视乳头部。视乳头部巩膜分内外两层，外 2/3 移行于视神经鞘膜，内 1/3 为较薄的网状结构，称为筛板。巩膜表面有四条直肌和两条斜肌附着。肌肉附着处巩膜厚约 0.3mm，视神经周围巩膜厚约 1.0mm。

3. 角巩膜缘

角膜与巩膜的移行区，呈半透明状，宽约 1.0mm，此区有角巩膜缘后面和虹膜根部前面构成的隐窝，称为前房角，有小梁网和巩膜静脉窦，是内眼手术常用的切口部位。

（二）中层

眼球壁的中层又称葡萄膜、色素膜，因为具有丰富的色素和血管，因此中层可以起到遮光、营养眼内组织、调节和维持眼压的作用。中层从前到后包括虹膜、睫状体和脉络膜三部分。

1. 虹膜

虹膜位于角膜之后、晶状体之前，中央有一个 2.5~4.0mm 的圆孔，称瞳孔，表面有辐射状、凹凸不平的皱褶，称虹膜纹理。角膜后面与晶状体前面之间有一空隙，虹膜将之分隔为前后两腔，称前房与后房，其中充满房水。虹膜厚薄不均，近瞳孔缘处最厚，周边与睫状体连接处较薄，为虹膜根部。

2. 睫状体

睫状体前接虹膜的根部，后接脉络膜，外侧为巩膜，内侧则通过悬韧带与晶体赤道部相连。睫状体宽约 6.0mm，呈带状，环绕晶状体赤道部，矢状面略呈三角形。睫状体与晶状体赤道部由纤细的悬韧带相连。睫状体前 2/3 为睫状冠，宽约 2.0mm，内表面有 70~80 条纵行放射状突起，称睫状突。后 2/3 为睫状体平部，此部与脉络膜连续处称锯齿缘，位于角膜缘后 8.5mm。睫状体含有丰富的血管和三叉神经末梢，实质内有纵形、环形与辐射形的平滑肌，称睫状肌。受副交感神经支配，其作用是调节晶状体的曲度，使成像清晰。睫状突的无色素上皮细胞分泌房水，具有营养眼内组织、维持眼内压的作用。

3. 脉络膜

脉络膜前起锯齿缘，后止视乳头周围，位于巩膜和视网膜之间，是一层含有大量血管和色素细胞的薄膜。脉络膜的血液循环可营养视网膜外层，含有的丰富色素可以起到遮光暗房的作用。脉络膜有丰富的血管，其血容量约占眼球血液总量的 65%。

（三）内 层

眼球壁内层为视网膜层，是一层透明的膜，外面紧邻脉络膜，内面紧贴玻璃体，前起锯齿缘，后止视乳头周围。视网膜由内层的神经上皮和外层的色素上皮组成。视网膜组织结构有 10 层，由外向内分别为：①色素上皮层；②视锥、视杆细胞层；③外界膜；④外核层；⑤外丛状层；⑥内核层；⑦内丛状层；⑧神经节细胞层；⑨神经纤维层；⑩内界膜。外五层由脉络膜血管供应，内五层由视网膜血管供应。

视网膜上重要的解剖标志有视乳头和黄斑。视网膜上视神经纤维汇集于眼球后部穿出眼球，该处为边缘清晰的淡红色圆形结构，称为视乳头，视乳头中央凹陷区称为生理凹陷。视乳头颞侧 3.0~4.0mm 处为黄斑区，是视网膜上视觉最敏锐的部位，该区无血管，含有较多色素，其中央有一小凹，称黄斑中心凹，此处视网膜最薄，只有视锥细胞。视锥细胞感强光（明视觉）和色觉，视杆细胞感弱光（暗视觉）和无色视觉。视网膜内有三级神经单位，视杆细胞和视锥细胞受光刺激产生神经冲动，经双极细胞、神经节细胞，通过视路传至视中枢，形成视觉。视乳头仅有神经纤维，没有视细胞，因此视乳头不感光，在视野中形成生理盲点。

二、眼球内容物

眼内腔从前到后包括前房、后房和玻璃体腔，其内容物分别是房水、晶体和玻璃体，均为无血管、无神经的透明体，具有屈光作用，与角膜共同构成屈光系统。

（一）房水

房水由睫状体的睫状突上皮细胞产生，充满前房与后房，主要成分是水，占98.5%，还含有少量的氯化物、蛋白质、维生素 C 及无机盐等。房水不断循环更新，以保持眼内压的稳定，并将眼内代谢产物运输到眼外。房水除有屈光作用外，还有营养角膜、晶状体和玻璃体的作用。

（二）晶状体

晶状体是一个透明、如双凸透镜、富有弹性的结构，由晶状体囊和晶状体纤维组成，通过晶状体悬韧带与睫状体相连，并将之悬吊于虹膜之后、玻璃体之前。晶状体是屈光间质的重要组成部分，可折射进入眼内的光线，并完成眼的调节功能。随着年龄的不断增加，晶状体的皮质增厚，晶状体核变大、变硬，调节能力下降而出现老视。此外晶状体能滤去部分紫外线，对视网膜起保护作用。其营养主要来自房水。

（三）玻璃体

透明的胶质体，主要成分为水，充满晶状体后的眼内空腔，占眼球容积的 2/3，除有屈光功能外，玻璃体对其周围组织有支撑作用，其营养来自脉络膜和房水。玻璃体本身代谢水平低，无再生能力。

（魏　红）

第二节　视路、眼附属器

一、视路

视路指从视网膜至大脑枕叶视中枢的神经传导路径。视路包括视神经、视交叉、视束、外侧膝状体、视放射和枕叶视中枢。

视网膜神经节细胞发出的纤维会聚成神经，出眼球向后到达眶尖，经视神经管入颅，通过蝶鞍区时，神经纤维分两组，来自两眼视网膜鼻侧的纤维在蝶鞍处交叉至对侧，与来自同侧不交叉的视网膜颞侧纤维合成左右视束，之后绕过大脑至外侧膝状体，更换神经元。新的神经元纤维经过内囊进入视放射，止于枕叶纹状区后极部。

视神经是中枢神经系统的一部分，起于视乳头，止于视交叉，全长 42～50mm，分为眼内段、眶内段、管内段和颅内段。在巩膜筛板前神经纤维无髓鞘，穿出筛板后有髓鞘。视神经外有软脑膜、蛛网膜和硬脑膜组成的鞘膜包绕，鞘膜间隙与相应的颅内间隙相通。

视路中的神经纤维分布、走向和投射的部位在各段不同。所以，在视路系统发生病变或损害时，患者可出现相应的视野改变，医生根据视野缺损的特征可做出视路损伤的定位诊断。

二、眼附属器

眼附属器指保护和支持眼球的组织结构，包括眼睑、结膜、泪器、眼外肌和眼眶。

（一）眼睑

眼睑是覆盖于眼球表面的软组织，具有五层结构：

（1）皮肤：该处为全身皮肤最薄处，血管分布丰富，易形成皱褶。

（2）皮下组织：为疏松的结缔组织和少量脂肪，有炎症和外伤时，易发生水肿和瘀血。

（3）肌肉：主要有两种肌肉，一种是眼轮匝肌，其肌纤维与睑缘基本平行，由面神经支配；另一种是提上睑肌，具有提睑作用，受动眼神经支配。

（4）睑板：为致密的结缔组织，质硬似软骨，是眼睑的支架。睑板内有垂直排列的睑板腺，开口于睑缘，睑板可分泌脂质，构成泪膜的表层，它可以稳定泪膜、阻止水分蒸发，且可起到润滑眼表面及防止泪液外溢的作用。

（5）睑结膜：是紧贴在睑板后面的黏膜组织，不能移动，透明而光滑，有清晰的微细血管分布。

眼睑分为上睑和下睑，其游离缘称睑缘。上下睑缘间的裂隙称睑裂。正常平视时睑裂高度约 8.0mm，上睑遮盖角膜时为 1.0~2.0mm，上下睑缘的内、外侧相连接处分别为内眦和外眦。眼睑的主要功能是保护眼球，并可通过瞬目运动涂抹泪液、润湿眼球表面、保持角膜光滑、清除灰尘及细菌。

（二）结膜

结膜为一层薄的半透明、富有血管的黏膜，覆盖于睑板及巩膜的表面。根据解剖部位，结膜可分为睑结膜、球结膜、穹窿结膜。睑结膜起于睑缘，覆盖上、下睑的内面，与睑板紧密相连，透过此膜可见结膜深面的睑板腺和血管。球结膜覆盖巩膜前表面，止于角巩膜缘，并疏松地与巩膜联结，易于推动。穹窿结膜较疏松。位于内眦部泪阜外侧的结膜形成一皱襞，呈垂直半月状，称结膜半月皱襞。球结膜、睑结膜和穹隆部结膜所围成的囊状腔隙称结膜囊。

（三）泪器

泪器包括分泌泪液的泪腺及排泄泪液的泪道两部分。泪腺位于眼眶外上方的泪腺窝内，分泌泪液。提上睑肌肌腱将其分成较大的眶部泪腺和较小的睑部泪腺。泪道是排泄泪液的通道，由泪点、泪小管、泪囊、鼻泪管组成。正常情况下，依靠瞬目和泪小管的虹吸作用，泪液自泪点排泄至鼻腔。若某一部位发生阻塞，即可发生溢泪。

（四）眼外肌

眼外肌有四条直肌和两条斜肌，四条直肌为上直肌、下直肌、内直肌和外直肌，均起于眶尖部视神经周围的总腱环，止于巩膜表面。内、外、上、下四条直肌分别使眼球内转、外转、上转和外转。另外，上直肌有内转与内旋作用，下直肌有内转与外旋的作用。两条斜肌是上斜肌和下斜肌，上斜肌亦起于总腱环，通过滑车止于后部巩膜，作用是使眼球下转、外转、内旋。下斜肌起于眶下壁的前内侧，止于后部巩膜，可使眼球上转、外转、外旋。

正常眼球的活动是数条肌肉协同作用的结果。如瞳孔向上活动是由两眼的上直肌和下斜肌共同收缩完成的。当某一运动眼球的肌肉瘫痪时，则出现斜视。

（魏　红）

第三节　调节与集合

一、调节的生理机制及相关概念

当我们看到的物体在不同的位置时，人眼能自动改变屈光力的大小，而使远近不同距离处的物体清晰成像在视网膜上的能力，称为调节。

调节的生理机制是远物的光线经晶状体折射后成像在视网膜上，近物的光线折射后成像在视网膜后，视网膜上则成模糊的像，模糊的物像信息传至视觉中枢，经神经反射，使睫状肌收缩，悬韧带松弛，晶状体凸度加大，折光能力增强，从而使物像前移落在视网膜上，形成清晰的像。

（1）调节远点：调节远点是指当人眼在调节静止时，能看清的最远一点。

（2）调节近点：调节近点是指当人眼在调节静止时，能看清的最近一点。

（3）调节幅度：调节远点与调节近点之间的任何距离，人眼都可以运用调节力而使物体看清晰，这个范围称为调节幅度。

（4）调节反应：调节反应是指个体应对某调节刺激所产生的实际调节量，反映了调节的准确性。这里的调节刺激是指诱发个体产生调节反应的物体，一般是指眼前某近距离的物体。

（5）调节灵敏度：调节灵敏度又称调节灵活度，是指调节刺激在不同水平变化时所做出的调节反应的速度，调节灵敏度越高，调节能力越好。

二、常见调节问题

（1）调节过强：调节过强是指个体对调节刺激所产生的实际调节量大于调节刺激所需要的调节量。

（2）调节不足：调节不足是指个体对调节刺激所产生的实际调节量小于调节刺激所

需要的调节量。

（3）调节灵活度下降：调节灵活度下降是指眼运用调节和放松调节的能力降低，当个体调节灵活度下降时，其看近处的物体时就会出现调节反应超前或滞后的情况，长此以往有可能出现调节疲劳或调节麻痹等情况，从而使眼睛感觉不适。

三、集合的生理机制及相关概念

当人眼注视远处物体时，双眼的视轴平行、调节静止，而双眼在注视近处物体时，双侧眼球向内旋转，使双眼的视轴正对所看的物体，物体在视网膜上所成的像正好位于双眼的黄斑中心凹部位。在一定范围内物体距离越近，眼球内转程度也越大，这种现象称为集合。

（1）集合远点：注视远处物体不用集合作用，当集合作用完全静止时，物体所在的点称集合远点。

（2）集合近点：当集合作用达到一定程度，物体继续向近侧移动时，一只眼睛放弃集合而突然转向外侧，形成复视，此时物体所在的点称为集合近点。

四、集合的类型

（一）自主性集合

自主性集合是视觉反射运动中唯一能用人的意志控制的功能，人可以通过自主控制使两眼视轴向鼻侧集合，该活动由大脑额叶主管。

（二）非自主性集合

非自主性集合是一种视觉反射，它是通过大脑枕叶知觉中枢建立的条件反射，是不由人的意志控制的，产生非自主性集合的条件是物像离开两眼黄斑部向双眼黄斑颞侧方向的运动，产生非自主性集合的皮下中枢存在于中脑帕黑氏核，双眼内直肌使双眼同时内转发生集合。非自主性集合又包括以下类型。

（1）张力性集合：张力性集合是人在睡眠或全麻状态下，两眼视轴偏向外方，当清醒睁眼时，双眼内直肌接受一定量的神经冲动，使其保持一定的张力，克服视轴的发散，以维持第一眼位和双眼视轴平行，这是无意识的眼肌紧张作用。

（2）融像性集合：当双眼注视一目标而物像落在两眼视网膜对应点略微鼻侧或颞侧时，为将两单眼的视标融合为一、避免复视，视觉运动会反射性引发融像性集合，使物像落在两眼视网膜的对应点上。

（3）调节性集合：当集合运动向固视目标产生调节时，就引起调节性集合，我们经常会发现，在出现复视前，视标会先变模糊，这就是调节性集合导致的。

（4）近感性集合：近感性集合则是心理上对目标趋近的反应。

五、集合的测量及表示方法

集合程度的强弱可以用集合角来测量，其用米角（Mn）表示，当注视眼前 1 米处物体时，两眼视轴与两眼中心垂线所夹的角即为集合角。此外还可以用棱镜度表示，通过三棱镜观察 1m 处的物体，物像向三棱镜顶端移位 1cm，称为一个三棱镜度，以 1△ 表示。集合＝$10 \times PD/d$，这里 PD 代表瞳距、d 代表距旋转中心的距离，单位为 cm。

六、调节与集合的相互作用

调节和集合相互影响，调节带动集合，集合也可以带动调节，两眼的调节与集合是相互联系运动的。

（一）相对调节

相对调节是指在集合固定不变的情况下能单独运用的调节作用。相对调节包括两种方式：①正相对调节，即双眼在看近处某一物体时，同时接受负球镜刺激所产生的调节。②负相对调节，即双眼在看近处某一物体时，同时接受正球镜刺激所产生的调节。

（二）相对集合

相对集合是指在调节固定不变的情况下能单独发生的集合作用，其中所能增加的集合作用称正相对集合，所能减少的集合作用称负相对集合。

（王晓悦）

第二章 爱上你的眼

眼睛是心灵的窗户，孟子曰："存乎人者，莫良于眸子。眸子不能掩其恶。"观察一个人，没有比观察他的眼睛更好的了。通过眼睛，我们可以看到一个人的心理活动，就像通过窗户看到屋子里的摆设一样。眼睛是反映我们心理活动变化的"窗户"。

第一节 眼睛是重要的感觉器官

眼睛除了是心灵的窗户，还是重要的感觉器官。人类可以通过视觉、嗅觉、听觉、味觉、触觉和温觉来获取外界的信息。其中约 85％的外界信息是通过眼睛来获取的。视觉功能的正常是我们获取外界信息的保障，也是我们正常工作、学习和生活的基础。

那么眼睛是如何产生视觉活动的呢？

光首先接触角膜，它的作用是对投射进眼睛的光线进行接收和引导，光线穿过角膜，接着穿过黑暗的瞳孔，随后接触到透明的晶状体。彩色的虹膜是光线的调节器，光线过多时，虹膜肌肉在神经的作用下收缩瞳孔；光线不足时，虹膜放松，瞳孔扩大。根据光线的多少，瞳孔能在瞬间改变大小。经过角膜和晶状体的聚焦，光线将穿越玻璃体，投射到眼睛后面的一道屏障，即视网膜。虽然视网膜只有大约 1/40cm 厚，它却聚集了 1.2 亿多个光感受器，它能把光变成电脉冲，然后进行处理，最后把信息运送给大脑。大脑不停地把新的数据和一瞬间之前处理过的数据进行比较，结合大脑提供的预判信息，最终形成我们的视觉。

第二节 眼睛是重要的生物和光学器官

眼睛是人体的重要生物器官。它就像一幢房子，房子的墙壁是眼球壁，它包含了角膜、巩膜、葡萄膜和视网膜。而房子内部主要包含虹膜、晶状体、玻璃体及房水等结构。

眼睛不仅是一个生物器官，它还是一个重要的光学器官。眼球的屈光系统主要由角膜、晶状体和玻璃体组成，其中角膜和晶状体起主要作用。

角膜是位于眼球前壁的一层透明膜，与巩膜共同组成眼球壁的最外层。角膜的正面略呈横椭圆形，其横径 11.5～12.0mm、垂直径 10.5～11.0mm，3 岁以上儿童的角膜直径已接近成人。角膜屈光力占眼球全部屈光力的 3/4，其屈光力相当于一个 +48D 的凸透镜。

晶状体位于玻璃体前面，通过晶状体悬韧带与睫状体相连，呈双凸透镜状，富有弹性，是唯一具有调节能力的屈光间质，它可根据外界目标的远近改变自身形态。晶状体的直径大约 9mm，前表面比后表面略平坦。在非调节状态下，晶状体的屈光力相当于一个 +19D 的凸透镜。

我们可以把一个正常眼球想象成一个大约 +58D 的凸透镜，眼球的轴长就是这个凸透镜的焦长。它可以把外界的平行光线聚焦在视网膜的黄斑中心凹部位。在眼球这个复合正透镜中，角膜是最主要的屈光结构，它的屈光力占整个眼球屈光力的 3/4，晶状体的屈光力较小，但是它可以根据外界目标与眼睛的距离改变自身的屈光力。注视远处目标时，睫状体放松，悬韧带紧张，晶状体变薄，对光线的会聚能力变弱；注视近处目标时，睫状体收缩，悬韧带松弛，晶状体变凸变厚，对光线的会聚能力增强，进而使得不同距离的目标都能够准确成像在视网膜上，这一过程称为调节。

人眼经常被比作照相机。其中视网膜是底片，外界物体发出或反射的光线，经过眼球屈光系统折射后，成像在视网膜上。瞳孔是光圈，光线强时，它会缩小直径，限制进入眼内的光量；光线暗时，它会增大直径，允许更多的光线进入眼内。人眼的屈光体系是镜头，这个镜头可以随时变焦。拍远景时，晶状体会变得扁平，屈光力变弱。拍近景时，晶状体会变凸，屈光力增强，使得近处物体发出或反射的发散光线能够通过人眼，聚焦于视网膜黄斑中心凹部位。

任何一台高级、精密的设备都需要定期的维护和保养。人眼这台"高级照相机"也不例外，它需要定期的保健。如果屈光系统、视功能出现了异常，还需要及时的矫正、治疗和康复训练。同时我们也需要通过各种研究提高人眼这台照相机的成像质量以及精密性，而这些工作都属于视光学的范畴。

第三节　视光学和视光师

视光学是一门眼和视觉结合的医学专业，也是一种独立的、规范的医疗保健职业。它通过诊断、治疗和预防相关疾病和障碍，达到改善视力、提高视功能的目的。

视光学高等教育所培养的视光师是眼睛和视觉系统的初级卫生保健从业者，他们可以提供全面的视觉保健。其工作范畴包括眼睛和视觉的基础保健、眼病的预防和筛查、规范的屈光检查和矫正、接触镜验配、视功能的评估、双眼视功能训练、视觉的康复等。

以屈光检查和矫正为例，规范正确的屈光检查应包含客观验光、主观验光、试镜架测试。验光后，医生需结合患者的双眼视功能、调节功能等指标，给予患者合适的光学矫正，使患者视物清晰、舒适，阅读持久。然而，目前国内的眼镜市场仍不够专业和规范，部分从业人员缺乏基本的视光学专业训练，验光没有规范的流程。部分从业人员仅采用电脑验光加插片的方式给屈光不正的患者验光配镜，这样的验光方法不能有效改善患者调节功能，常使近视过矫、远视欠矫，导致眼镜不合格率居高不下。研究显示，近视过矫会导致近视进展速度加快。据有关部门抽样调查，目前眼镜店营业员配镜的不合格率高达85%。验光不规范、配镜不合格，会导致戴镜者视物不清、舒适度下降。部分患者因配镜不合格而出现严重视疲劳。所以我国需要更多的专业视光学人才来参与和规范目前的视光学市场。

接触镜验配也是视光师的日常工作之一。接触镜即我们常说的隐形眼镜，主要包括软性接触镜、硬性接触镜。两种镜片材料不同：软性接触镜可塑性强、戴镜舒适度高，但常规水凝胶材料制作的软性接触镜透氧性较差，硅水凝胶软镜透氧性稍佳。硬性接触镜弹性模量大，因此矫正散光效果优于软性接触镜，且成像质量也较好。目前临床中使用较多的硬性接触镜包括硬性高透氧性接触镜（RGP）和角膜塑形镜（OK镜）。接触镜验配是进行屈光不正光学矫正常用的方式。其中硬性高透氧性接触镜可为高度屈光不正患者，如高度近视、远视、散光的患者提供良好的视觉质量，其成像清晰度优于框架眼镜。在临床工作中，一些高度屈光不正患者，尤其是近视、散光的患者，佩戴框架眼镜时，矫正视力不能达到正常。换用硬性高透氧性接触镜后，矫正视力可以得到改善。在小儿眼科门诊，一些高度屈光不正性弱视的患者在治疗过程中，当视力提升遇到瓶颈时，医生会考虑让患者佩戴硬性高透氧性接触镜。更换矫正方式后，患者的矫正视力往往就可以得到快速提升，进而摆脱弱视。对于角膜塑形镜，目前国内外大量临床随机或非随机对照研究证实，它是近视控制效果最佳的光学手段。所以近年来越来越多的青少年近视患者选择佩戴角膜塑形镜控制近视。

在发达国家，高达25%的近视人群在专业视光师的指导下佩戴接触镜。我国近年来佩戴接触镜的屈光不正人群也在逐年递增。同时一些特殊的屈光不正人群，如无晶体眼、患有角膜病或进行了角膜相关手术的人群，视力矫正的唯一方法是佩戴接触镜。但部分患者在眼镜店或通过网络购买接触镜，没有进行全面详细的配前检查，缺乏专业指导，患者佩戴接触镜后并发症增多，这降低了佩戴接触镜的优越性。部分爱美的患者直接在网上或眼镜店购买劣质彩色软性接触镜，镜片制作质量不过关，色素脱落到角膜上，导致患者角膜损伤、感染。所以购买接触镜一定要到正规机构，由视光师检查验配后再购买。视光师验配接触镜时，会做严格、规范的配前检查，遵循规范的验配流程，并强调患者保持良好的依从性、定期复查。视光师不仅可以让屈光不正患者视力清晰、视觉质量提高，也为患者的眼部健康保驾护航。

视光师的日常工作还包括视功能的评估、异常双眼视的处理。双眼视及视觉训练是目前国内外眼视光专业的热门领域，也是视光师重要的工作之一。近年来，随着经济的发展，信息化的普及，电脑、手机等视频终端的普及，工作节奏加快，双眼视异常的患者也越来越多。部分双眼视异常的患者会出现视疲劳症状，常见的有近距离工作不能持久，出现眼及眼眶周围疼痛、视物模糊、眼睛干涩、流泪等，严重者可出现头痛、恶心、眩晕。既往流行病学调查显示，23%的学龄儿童、64%~90%的电脑使用者出现过不同程度的视疲劳症状。视疲劳的病因是多方面的，排除眼部器质性病变后，双眼视功能异常是最常见的病因。视光师通过双眼视、眼球运动等检查，可以发现常规眼科检查所不能发现的视觉功能性问题，进一步对因治疗，采用有效的视觉训练，改善患者的症状。

对于双眼视检查及视觉训练。尽管目前在我国各地视觉训练相关工作均有开展，但业务水平参差不齐，很多从事视光学方面工作的人员没有视觉训练相关的基础知识。研究显示，通过规范的视觉训练，患者可以获得更优质的视觉效果，改善视疲劳等相关症状。同时，通过视觉训练，患者可提升视力，维持正常的视功能。视光师们通过相关调查，可以获得流行病学上的可靠数据。通过研究，相关人员可以开发视觉训练产品，为双眼视功能障碍患者提供有效治疗的方案和手段。

对于低视力患者，视光师会为他们做全面的屈光、视功能检查，评估残余视功能，并为他们验配看远、看近的助视器，如望远镜、手持放大镜、台式放大镜、电子助视器等。对于视野有缺损的低视力患者，视光师会根据视野缺损的类型，为他们验配辅助棱镜、平面镜、倒置望远镜等。通过详细的检查和康复计划，视光师可帮助患者更好地利用其残余视功能，减少视觉损伤对患者工作及生活的影响，提高患者的生活质量。

除了以上临床相关工作，视光师还致力于视光学领域的相关研究，通过各种研究提高人眼这台"照相机"的成像质量和精密性。视光学领域的研究方向很多，比如接触镜、低视力康复、双眼视、近视控制、屈光不正相关基因组和蛋白组研究等。

近年来多项研究显示，我国视觉保健领域凸显的各种问题中，青少年近视问题尤其值得关注。根据我国的国民健康视觉报告，2012 年我国各类视力缺陷导致的社会经济成本高达 5600 亿元左右。其中患有高度近视的总人口数高达 3000 万，高中生和大学生的近视发病率超过 70%，并逐年增加，青少年近视发病率高居全世界第一位。若无有效干预，2020 年我国 5 岁以上人口的近视患病人数将达 7 亿，患有高度近视的总人口将达到 4000 万～5155 万人，近视已成为我国日益严重的公共卫生问题。近视形成后，一旦进展为高度近视，则可能增加白内障、青光眼、视网膜脱落、脉络膜萎缩等并发症的发病风险。高度近视患者的度数进展速度也较中低度近视快。目前，高度近视引发的并发症已是我国青壮年致盲的首要原因。如何安全有效地控制青少年近视进展尤为重要。视光师们通过比较不同矫正方式对青少年近视进展的控制作用，观察眼部相关参数的变化，深入探讨不同矫正方式控制近视的可能机制，为临床的近视控制工作提供有力证据。

很多疾病都会影响我们的视觉认知，其中常见的是在视觉发育早期，异常视觉经验导致视觉通路无法正常发育，而出现一系列视觉缺陷，导致弱视。弱视不仅是除屈光不正外，儿童最常见的导致视力低下的疾病，还将在成年后继续影响视觉功能。视光师们通过进行弱视视觉认知的康复训练研究，发现了大脑的可塑性，越来越多的研究显示这一可塑性并没有在发育关键期后就结束了，这提示一些常见的视觉功能异常有康复的可能。

众所周知，视觉健康是人们正常生活、学习和工作的保障，视觉缺陷或障碍将导致人们学习、工作效率的低下，生活质量的降低，甚至无法正常地学习、工作和生活。大量电子产品成为人们工作学习的必要方式的同时，产生了大量视觉问题。各种眼部器质性疾病、神经系统疾病导致的视觉障碍发病率也居高不下。2013 年出台的《儿童眼和视力保健技术规范》要求对 0～6 岁儿童进行眼保健服务。我国约 1 亿的儿童需要眼保健服务，因此需要大量专业的眼视光人才。我国的视觉服务需求很大，而相应的服务资源却非常有限，视觉保健工作任重道远。

相关资料显示，全球视光学产品每年产值约 400 亿美元，可见视光学专业在我国具有非常广阔的前景。目前，我国对视光师执业人群的需求量极大，与眼科医生的需求量比例为 11∶1，所以社会急需大量视光学人才来满足需求。可以说，视光学行业在我国是一个朝阳事业。

我国的视光学教育起步于 20 世纪 90 年代末，过去的二十余年中，我国的视光学教育从零开始，发展到现今的多种教育模式并存。教育模式主要包括："二年制""三年制"的高职高专教育、"四年制""五年制"的本科教育及硕士、博士研究生教育。此外，社会上还存在许多短期（一个月至数月）的眼镜从业人员培训班，毕业者可获得劳动部门颁发的眼镜验光员职业资格证书。"二年制""三年制"的高职高专视光学教育和短期的验光员培训教育培养的是提供屈光不正检查和眼镜验配的验光配镜师。而"四年制"或"四年制"以上的视光学教育不仅要求学生掌握屈光检查和配镜，还要掌握眼部疾病的检测、诊断和治疗，以及视功能康复保健工作。现阶段不同教育模式下培养的不同层次、结构的人员有其各自的优势和弊端，相关人员的共同目标是提高服务质量、改善人类视觉。

使全民获得便利的眼部和视觉保健服务应该成为世界各国的目标。我们希望更多的人能够认识到眼睛和视觉的重要性，认识到视光学与视光师的重要性，加入视光师的队伍中，保护我们心灵的窗户。

（杨　必）

第三章　我们怎么看世界

第一节　视力

一、常用的视力表

在学习、工作中，大家都会经历各种身体检查，其中一项很重要的检查就是视力检查。视力是评价视觉功能时最先检查的指标，也是一个重要的指标。进行各种体检、眼科疾病检查或眼科有关的其他全身疾病检查时，都会用到这个指标。临床常用的视力表见图 3-1。

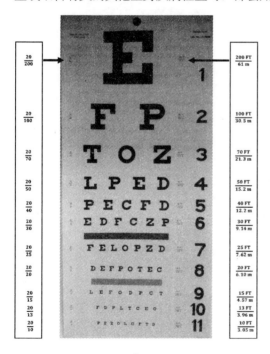
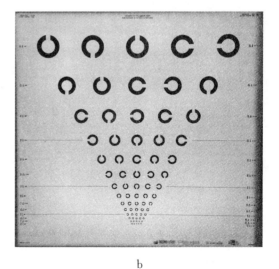

a   b

图 3-1

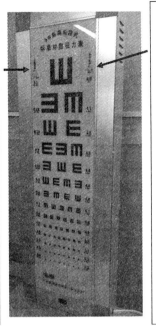

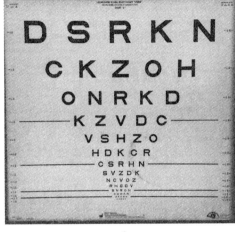

c

d

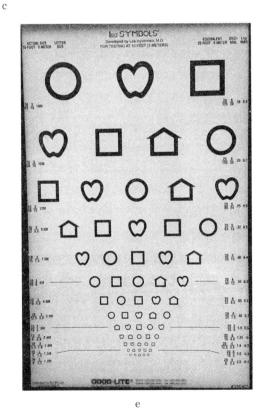

e

图 3-1　临床常用的视力表

a：Snellen 视力表；b：Landolt 环视力表；c：E 字标准对数视力表；d：字母 EDTRS 视力表；e：Lea-symbols 视力表。

图 3-1 中，a 是 Snellen 视力表，一般在使用英制单位的国家和地区使用。b 是 Landolt 环视力表，或者称为 C 字视力表，在有特殊要求检查时使用，如空军体检。c 是 E 字标准对数视力表，其使用不受文化程度限制，被检查者能辨认视标开口方向即可，使用范围广泛。d 是 EDTRS 视力表，一般在临床及科研中使用，要求被检查者能识别字母，并对检查者的检查和记录有严格要求。e 是 Lea-symbols 视力表，是给小朋友使用的视力表，有四个图案：正方形、房子、苹果和圆形。在实际工作中，医生应根据测量要求和被检查者选择不同的视力表。

二、视力表的基本原理

无论采用哪种视力表，测量视力的基本原理相同。视力指在一定条件下，眼睛能够分辨两物点间最小距离的能力，以视角来衡量。视角越小，视力越好，眼睛的空间分辨能力越好。眼睛之所以可以看出某个字，是因为眼睛可以分辨每一个笔画之间的距离，如果这个字距离眼睛很远，或者这个字太小，就只能看到一团黑色，而分辨不出来它是什么字，这就是我们的空间分辨能力。

用来测量视力的图案称为视标。视标可以用字母、E 字、Lea-symbols 等表示。下面以常见的 E 字视标为例来理解视力。如图 3-2 所示，位于眼前的视标通过眼球的光学系统，成像在视网膜上，人眼对视标产生感知。对视标大小的感知，不仅和视标本身的尺寸大小有关，还和视标到人眼的距离远近有关。因此，为了兼顾尺寸和距离这两个影响因素，采用视标两端对人眼所张的夹角，即视角来表示我们的空间分辨能力，即图 3-2 中弧线标注的夹角。视标变小或者距离变远，都会导致视角变小，此时就需要更好的空间分辨能力来看清楚视标。

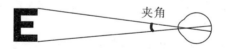

图 3-2 E 字视标及测量视力的原理

接着，以 E 字视标为例来说明视力表的设计。如图 3-3 所示，1 分视角是视标设计的基本单位，也是理解视力的基础，视标对眼睛张 5 分视角。理论上，视力的检查距离应该在无限远，但是在现实中，这是无法达到的，因此视力检查都是采用有限的检查距离，通常将这个距离设定为 5m 或 6m。因此可以根据视角、检查距离来计算视标的高度。假设检查距离为 5m，1 分视角的视标高度为 h，视标对眼睛的张角为 5 分，所有距离和高度的单位为毫米，则视标的高度 h 除以检查距离 5000mm（即 5m）等于 tg5′，h 就等于 tg5′ 乘以 5000。根据这个原理就可以计算视力表上各种视角的视标高度。

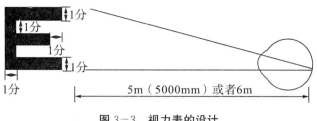

图 3-3　视力表的设计

　　同样的方法也可以用来设计 Landolt 视力表，C 字开口大小对应 1 分视角，C 字高度和宽度都为 5 分视角。其他视标的视角高度也可以这么计算。

　　视力表的发展经历了 100 多年，形成了 1862 年的 Snellen 视力表，我国缪天荣教授于 1959 年设计了标准对数视力表，1976 年 Bailey 和 Lovie 设计了 Bailey-Lovie 视力表。无论哪种视力表，检查的都是眼睛能辨认的最小视标的视角大小。

三、视力的记录方式

　　理解了视力表的设计原理，再来了解一下视力的记录方式。

　　Snellen 原始视力表有 7 种不同尺寸的视标，最大的尺寸只有一个视标，之后每一个水平的视标数目逐渐增加，达到最小尺寸的 8 个。图 3-1a 是修改后的 Snellen 视力表，视标尺寸增加到 11 种水平，每一个水平的视标数目逐渐增加，第八行视标增加到 8 个，最后一行有 9 个。视力表的左侧标注了每行视标的大小，用分数表示，称为 Snellen 分数，其公式是"检查距离/设计距离"，其中设计距离为视标高度对应的视角为 5 弧分时的距离，这里的距离单位为英尺（1 英尺≈0.305 米）。检查距离固定在 20 英尺，视标设计距离为 10~200 英尺。这个公式的实质是以视角的倒数来表达视力，这一点非常重要，因为理解了这个，就可以理解其他的视力表达方式。

　　例如，某个被检查者只能看到第一行的视标，这时他的视力记录为20/200。这个视力是什么意思呢？如图 3-4 所示，当被检查者在距离视标 200 英尺的 A 点看这个最大的视标时，这个视标对眼睛张的视角为 5 弧分，而这名被检查者站在 A 点看不清视标，只能在距离视标 20 英尺的 B 点看清楚。当他站在 B 点，这个视标对眼睛张的视角就是他的最小可分辨视角，这个最小可分辨视角可以通过三角函数计算。A 点的视角大小 α 的正切值 $\tan\alpha$ 等于视标高度 h 除以 200，B 点的视角 β 的正切值 $\tan\beta$ 等于 h 除以 20，于是 $\tan\beta$ 比 $\tan\alpha$ 等于 200 除以 20，等于 10，$\tan\beta$ 等于 10 倍 $\tan\alpha$。因为 α 和 β 很小，$\tan\alpha$、$\tan\beta$ 就约等于 α 和 β 的弧度值，于是 β 约等于 10α。这里 α 对应 1 分视角的视标高度，于是视角 β 等于 10 乘以 1 分，等于 10 分，即 B 点的视角为 10 分。换句话说，检查距离处的视角等于 Snellen 分数的倒数，即设计距离除以检查距离，就是 200/20。因此，这名被检查者的最小可分辨视角为 10 分。同样的道理，当另一名被检查者可以看到 20/20 的视标时，他的最小可分辨视角就为 20/20（1 弧分），远小于 10 弧分，说明这位被检查者的空间分辨能力强于前一位被检查者。

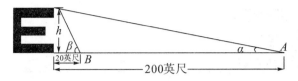

图 3-4　视力的记录方式

　　对数视力表的记录方式和上面的 Snellen 视力表有所不同。缪天荣教授设计的对数视力表的特点是视标的大小按几何级数增减，而视力记录按算数级增减。采用 E 字视标，视标的增率为 $\sqrt[10]{10}=1.2589$，以 1 分视角的视标为标准，从小到大每行增加1.2589 倍。如图 3-1c 所示，它的右侧标注了每行视标的大小。这里仍以最大视标为例。最大视标为 4.0，括号里是 0.1。这是什么意思呢？要回答这个问题，首先来看看视力的对数表达方法，即以最小可分辨视角的对数来表示视力，这里最小可分辨视角的单位为弧分，这和 Snellen 视力表的视角单位是一样的，应该说所有的视力表的最小可分辨视角的单位都是弧分。当最小可分辨视角为 1 弧分，以 10 为底 1 的对数就等于 0，于是 1 弧分视角的对数视力就记录为 0。但这样记录有一个问题，就是当视力越好、最小可分辨视角越小的时候，对数视力记录值越小，当最小可分辨视角小于 1 弧分时，以10 为底小于 1 的对数为负数，此时的视力记录就为负数了。这样的记录方法会给临床工作带来困扰，为了避免这种麻烦，临床上采用 5 分记录法，即用 5 减去视角的对数值来表达视力。同样的，1 弧分视角的对数值为 0，5 减去 0 等于 5。因此这张视力表第11 行标注为 5.0 的视标对应的就是 1 弧分视角，下面括号里的 1.0，即是 1 弧分视角的倒数，也就是 Snellen 分数。当一个被检查者只能看到第一行视标时，可以通过两种方式来计算他的最小可分辨视角。第一种，视标对应的视角大小为 4，5 减 4 等于 1，就是这个视标对应的视角的对数值，10 的对数等于 1，所以这个被检查者的最小可分辨视角是 10 弧分。第二种方法，括号里面的 0.1，就是视角的倒数，0.1 的倒数是 10，即是被检查者的最小可分辨视角。

　　因此，不同视力表记录方法的原理是相通的。

　　最后，来了解一下另一种基于对数设计原理的视力表，Bailey-Lovie 视力表。这是 Bailey 和 Lovie 于 1976 年设计的。这种视力表有以下特点：第一，每行视标增减比率恒定，为对数单位增率；第二，每行视标数目相等；第三，视标间距、行距同视标大小成比例；第四，各行视标具有相同或相似的可视性。视力表的左侧是 Snellen 分数，其表达方式之前我们已经讲过；右侧是 LogMAR 视力值，就是我们前面提到的对数视力，MAR 是 minimum angle resolution 的缩写，即最小可分辨视角。从上到下LogMAR 视力值越来越小，也就是说视力越好，最小可分辨视角越小，视力值越小。当最小可分辨视角小于 1 分时，视力值为负数。

　　综上所述，视力的记录方式有四种：Snellen 视力、小数视力、对数视力和 5 分视力。

　　第一种，Snellen 视力，它的倒数就是最小可分辨视角，例如视力记录为 20/200，最小可分辨视角就为 200 除以 20，等于 10 弧分；第二种是将 Snellen 分数计算为小数来记录视力，比如 20/200 等于 0.1，这个 0.1 就是小数视力；第三种是对数视力，以

10 为底，对最小可分辨视角取对数，20/200 对应的最小可分辨视角为 10，10 的对数值为 1，所以 20/200 的对数视力就为 1.0；第四种是 5 分视力，为了避免用对数视力记录视力时出现负值，用 5 减去对数视力值就得到 5 分记录的视力值。5 减去 1 等于 4，所以 20/200 的 5 分视力为 4.0。

四、影响视力的因素

视角反映了人眼能够分辨的外界两物点间的距离大小，这种空间分辨能力具有一定限度，这就是视觉分辨力的极限理论，这种限度与眼睛本身的解剖结构、光线的传播特性有关。

首先，眼睛本身的解剖结构对视力可以产生限制，即感受器理论。两个受刺激的视锥细胞之间，间隔一个未受刺激的视锥细胞时，人眼才能分辨两个物点。也就是说，人眼视网膜感光细胞层的视锥细胞直径会限制人眼的分辨能力。根据视锥细胞的直径，我们可以计算出间隔一个未受刺激视锥细胞的两个视锥细胞中心对人眼张的夹角为 49 弧秒。当然，这个视觉分辨力的理论极限值可因个体视锥细胞的直径而不同。我们知道，黄斑中心凹处视锥细胞紧密排列，细胞密度大、体积小、直径小，因此此处视力最好；中心凹以外，视锥细胞减少，密度降低，视力随之下降。患者有视网膜疾病的时候，如果影响到中心凹，视力也会下降。

除了视网膜的解剖结构，光的波动性也会限制人眼的视力，即光的波动理论。光的传播具有波粒二象性，光的波动性表现为：即使一个完美的光学系统，点光源经过这个光学系统形成的像也不是一个点，而是一个衍射斑，就是 Airy 斑，这是光的衍射现象。衍射斑的直径对人眼张的夹角，与光的波长、瞳孔直径有关。来自两个物点的光线进入人眼，成像在视网膜上，当这两个物点逐渐靠拢，它们之间的距离逐渐缩小的时候，它们各自形成的衍射斑会发生重叠，当第一个斑的波峰与第二斑的边缘重叠，两个斑的峰间凹陷处的照度为峰值照度的 74% 左右时，就达到了人眼可分辨的最小距离，相当于衍射斑直径的一半。根据这个理论，设定光的波长为 555nm，瞳孔直径为 3mm，则最小可分辨视角为 47 弧秒。因此，视力都是有限度的。

影响视力的因素多种多样，包括视网膜上光感受器的数量、位置和分布，当发生病理变化时，这些光感受器受到影响，视力就会下降。另外，瞳孔的大小也会影响视力。瞳孔变小，像差减少，视力提高，但是当瞳孔小于 2mm，就会发生衍射现象，而导致视力下降。另外，瞳孔太小也会影响视力。还有一些其他因素，如对比度、环境照明、矫正镜片的像差、心理因素、检查时间等也会影响视力。不管哪种因素，当视力检查结果低于正常同龄人水平的时候，应该及早就医，避免产生不良后果。

（廖　孟）

第二节 色觉

一、概述

因为有了色觉，我们才能感知这个世界的颜色，春天五颜六色的花、夏天郁郁葱葱的树、秋天金灿灿的银杏叶、冬天白茫茫的大雪。春暖花开的时节，五彩缤纷的花朵和色彩，让人心情舒畅。色觉也是人的主观感觉，这一点对于理解色觉和颜色非常重要。

所谓颜色，在物理学上，就是指物体的一种属性，光投射到物体上，根据物体的性质，反射出未被吸收的特定波长的光，并被人类视觉系统所感知。

牛顿利用棱镜将白光分解为多种颜色的光谱，而我们通常所讲的"红橙黄绿蓝靛紫"，只是人类在不同波长的光中选取的典型代表。一般来说，并无单一波长的光波，人们所见的绝大多数光都是多种波长的光的混合体。另外，可以被我们看见的光只是电磁波段中很窄的一部分，其他电磁波，如伽马射线、X射线、紫外线、红外线、超声波等，人眼是看不到的。

牛顿对颜色是这样描述的：确切地说，光波并不具有颜色。光本身具有一定的能量和属性，激发我们产生颜色知觉。因此，颜色不过是物体的一种属性，其反映了目标（物体的反射）本身所包含的某一波长的光要明显高于其他波段。

人类对于颜色的感知是一种主观感觉，是人对不同波长或光谱组成的光波的感受。这种由光刺激产生的主观感受属于心理物理学范畴。之前我们讲到的视力检查也属于心理物理学范畴，即给予视标刺激，得到人眼视力的测量值。在颜色视觉中，以光刺激作为输入，以接受光刺激的人的判断作为输出。另外，人对色觉的感知不仅与物体发射或反射的光谱组成有关，还与背景有关。如果处在一种绝对的、均匀的、无边界的颜色中，我们是不能感知颜色的。

二、颜色的基本属性

颜色可分为非彩色和彩色两大类。非彩色指白色和黑色，以及各种深浅不同的灰色，它们排列成一个系列，即黑白系列。黑白系列中的物体对光谱的反射没有选择性，称为中性色。两颜色相混合产生白色或灰色，则称为补色，如蓝和黄、红和绿就互为补色。自然界的一切物体，只要它能发射、反射、透过或吸收350~780nm波长的电磁辐射，它就会具有某种颜色。表3-1表示从红色到紫色，波长逐渐变短。

表 3-1　光谱中心波长和范围

颜色	中心波长（nm）	范围（nm）
红	700	640~750
橙	620	600~640
黄	580	550~600
绿	510	480~550
蓝	470	450~480
紫	420	400~450

明度，或者称为亮度，指人眼感觉到物体的明亮程度，由有色光的亮度或彩色物体表面的光反射率决定。彩色光的亮度越高，即有较高的明度，人眼就感觉越明亮。一个物体的反射率越高，则对人眼产生越高的明度。如黄褐色物体比红色的物体具有更高的明度。

饱和度指颜色的纯度、纯洁度或深浅。单色光相对饱和，单色光中加入的白光成分越多，就越不饱和。物体的饱和度取决于该物体表面反射光光谱的选择性，光谱选择性越高，饱和度越高。物体对光谱某一较窄波段的反射率很高，而对其他波长的反射率很低或无反射时，表明它有很高的光谱反射选择性，则该物体的颜色饱和度就很高。

色调是颜色之间相互区别的特性。光源的色调取决于辐射的光谱组成。非光源的物体的色调取决于物体表面反射（或透射）的光谱组成。非彩色（即黑白系列）只有明度，而没有色调和饱和度这两种特性。

三、颜色混合定律

自然状态下，单色光是很少见的，我们通常看到的颜色都是由两种或两种以上颜色混合而成的。20 世纪 50 年代，德国科学家格拉斯曼总结了颜色混合定律，这个定律主要包括：第一，人的视觉只能分辨颜色的三种变化，即之前提到的明度、色调和饱和度；第二，在两种成分组成的混合色中，如果其中一种成分发生连续变化，那么混合色的外观也会发生连续变化。根据这个规律，科学家们又推导出另外两个相关的定律，即补色定律和中间色定律，相关的定律还有代替定律和亮度相加定律等。

补色定律是指每一种颜色都有一种补色，当它们以适当的比例混合时，可以产生白色或者灰色，如果按照其他比例混合，则产生近似比例大的颜色的非饱和色。

中间色定律是指任何两种非补色相混合，其色调取决于两颜色的相对数量，其饱和度取决于二者在色调顺序上的远近。如在红光中加入绿光，因为两种颜色的相对数量逐渐变化，混合色的色调也逐渐变化，当红光成分多，则混合色偏红色。当绿光成分多，则混合色偏绿色，红光和绿光一样多就形成黄色，红色和绿色在色调顺序上相距不远，所以混合色的饱和度也很高。

视觉上相同的两种颜色，不管其光谱组成是否一致，在颜色混合中都是等效的。例如，颜色 A 在视觉上的效果等于 B、C 等于 D，那么 A 加 C 就等于 B 加 D。当我们需要的颜色光 C 等于 A 加 B，但没有直接色光 B，已知 B 等于 X 加 Y，则 C 就等于 A 加 X 加 Y。只要感觉上颜色相似的便可以相互替代，所得视觉效果相同。代替定律为现代色度学的基础。

混合色的总亮度等于组成混合色各颜色光亮度的总和，即亮度相加定律。各颜色光混合时的能量也是叠加关系。三原色的色光混合可以叠加得到白光，白光能量最大。这一点需要与色料混合时的能量相减相区别。这是因为色料本身并不是光源，它呈现的颜色是通过吸收其他光谱成分，反射特定波长的光谱而表现出来的，这和我们这里讲的色光混合是不同的。

任何单色光均能由三个参考光以合适的比例混合而得以复现，这句话可以用公式 3-1 表示，其中波长为 λ，强度为 C_λ 的光可由三个参考光，即波长 λ_1、λ_2、λ_3，强度分别为 C_1、C_2、C_3 混合而成，这个公式的两边用三条横线的符号相连接，公式两边的感觉相等。

$$C_\lambda (\lambda) \equiv C_1 (\lambda_1) + C_2 (\lambda_2) + C_3 (\lambda_3) \tag{3-1}$$

那么使用什么样的参考光可以比配最多的颜色光呢？答案是三原色。国际照明委员会（CIE）规定的三原色及其波长分别为：红色（700nm）、绿色（546.1nm）、蓝色（435.8nm）。三原色相互独立，任何一色都不能用其余两种色彩合成；这三种颜色混合时具有最大的混合色域；当这三种颜色以不同比例混合时，几乎可以得到自然界中的一切色光。同时，科学家在视觉生理研究中发现，视网膜上存着三种视锥细胞，分别对红、绿、蓝三种色光敏感。

四、色度图

国际照明委员会制定了 1931 CIE-XYZ 系统来标定光谱色。这个系统根据之前颜色比配原理来说明颜色混合现象，即用比配某一颜色的三原色的比例来规定一种颜色。

用色度图还可推出由两种颜色混合产生的中间色。因为在光谱轨迹上的任何两点的连线不是落在光谱轨迹上，便是落在光谱轨迹所包围的范围内，所以任何两个波长光相混合都可得到另一种色光。

五、现代色觉理论和色觉神经机制

我们是怎么对颜色产生感知，认识这个美好世界的？为了回答这个问题，科学家们做出了很多努力。虽然到现在为止还没有确切答案，但是在各个时期，科学家们提出了不同学说来解释我们的色觉，如 200 多年前的三原色学说、现代的色觉理论和色觉神经机制等。

1802 年，Young 根据颜色混合定律和颜色匹配理论，提出三原色学说。这个学说认为视网膜中存在三种分别对红、绿、蓝敏感的神经纤维，三种纤维在不同波长光的刺激下发出不同的信号，传至大脑，产生颜色。1862 年，Helmholtz 补充了 Young 的学说，他认为不同光谱成分可引起三种纤维不同的兴奋，因此不同的光谱有不同的兴奋曲线，混合色是三种纤维以一定比例同时兴奋的结果。

Young—Helmholtz 理论的优点是较充分地解释了颜色混合现象，不足之处在于不能解释色盲现象，例如常见的红-绿色盲，因为黄色由红、绿混合得到，红、绿色盲理论上应看不到黄色，但红-绿色盲既有白色觉，也有黄色觉；另外，这一理论不能解释负后像、同时对比现象。

1878 年，Hering 基于视网膜有三对性质截然不同的感受器和传入神经纤维，提出拮抗色学说。他认为视网膜有三种视色素，分别对互为拮抗的一对颜色产生反应，三种视色素为红-绿、黄-蓝和黑-白，每对互相耦合，因为每对颜色都有一定的明度，即含有白色成分，所以每对颜色不仅刺激本身色素，而且也影响白、黑视色素的活动。视色素对立过程的各种组合产生各种颜色的混合现象。

拮抗色理论可以解释负后像和同时对比现象。负后像，即刺激停止后，感觉与原来刺激物互为补色的色觉；当外在的颜色刺激停止时，与此颜色有关的对立视色素开始活动，产生补色；同时对比现象，视网膜的一部分正在发生某一视色素的分解作用，其相邻部分发生合成作用。该理论还可以解释色盲现象，色盲常成对出现，例如红-绿色盲、蓝-黄色盲，这是因为缺乏成对的视色素，例如缺乏红-绿视色素或黄-蓝视色素。但是，这一理论不能解释三原色可产生光谱中的一切颜色这一现象。

现代色觉理论认为，色觉的形成从视网膜感受器开始，一直传递到视皮层，经历了两个阶段。第一阶段，视网膜上的红敏视锥细胞、绿敏视锥细胞、蓝敏视锥细胞，作为光感受器，接收颜色信息，把光的电磁能转化为电能并传导下去；第二阶段，当光刺激经过视锥细胞，直至视皮层，颜色信息以拮抗色的形式编码传递。视网膜中存在三种不同光谱吸收特性的视锥细胞色素，包含在三类不同的视锥细胞中。应用眼底视网膜反射密度术或分光光度术，人眼的视网膜中可鉴别出三种锥细胞色素，分别具有不同吸收峰，分别为红敏视锥细胞或长波长敏感视锥细胞、绿敏视锥细胞或中波长敏感视锥细胞、蓝敏视锥细胞或短波长敏感视锥细胞。不同的色光引起相应视锥细胞超级化，然后把信息传到双极细胞。

视觉信号传递到双极细胞，然后传递到神经节细胞。研究发现，双极细胞的感受野具有颜色拮抗特性，例如感受野中心对红光超级化、对绿光去极化。到了神经节细胞，他们的传递更加复杂，这不仅表现在视网膜神经纤维层细胞的多样性上，还表现在神经递质的多样性上。所有已知的神经递质均存在于视网膜上。

视觉信号继续传递，到达视觉信息通路的中转站——外侧膝状体，外侧膝状体的P 细胞对颜色敏感，其感受野同样具有颜色拮抗特性。因此，视锥细胞之后的颜色处理都具有拮抗特性。

既然颜色信息是以拮抗色的形式进行编码传递的，我们需要多少种拮抗色才能感知这五彩缤纷的世界呢？答案是两种，我们有两个色觉信号处理系统，一个处理黄-蓝通路，一个处理红-绿通路。黄-蓝通路涉及蓝锥信号，即短波长敏感信号，为视网膜内的双层神经节细胞。靠近神经节细胞的内层，接收 ON 型双极细胞的输入，这些双极细胞接收来自蓝敏视锥细胞的输入，因此这些双极细胞是蓝-ON 型的。靠近神经节细胞的外层，接收 OFF 型双极细胞的输入，这些双极细胞接收绿敏和红敏视锥细胞的输入，因为绿敏和红敏视锥细胞的输入产生黄色觉，因此这些双极细胞实际是黄－OFF 型的。内外两层神经节细胞产生拮抗，形成黄－蓝通路。红－绿通路，即 M－L 系统，为灵长类动物特有，外侧膝状体中几乎所有 P 细胞都是红－绿拮抗型。因此，在视网膜光感受器阶段，颜色被红敏、绿敏、蓝敏视锥细胞接收，并往下传递，从双极细胞开始到视皮层，颜色以拮抗色的形式传递，包括蓝－黄拮抗和红－绿拮抗。

六、色盲和色盲的遗传

色盲中最常见的是红绿色盲。红绿色盲者在整个可见光谱中，只能看到两种颜色，短波端为蓝色，长波端为黄色，红绿色被看成饱和度较低的黄色。在人群中，男性的发病率远高于女性，男性 5.9%，女性 0.4%。红绿色盲是伴 X 染色体隐性遗传，控制红绿色觉的基因位于 X 染色体上，定位于 X 染色体长臂 2 区 8 带，正常人的 X 染色体上的一个红色觉基因（RcP）和多个结构相同的绿色觉基因（GcP）串联排列，相应基因点突变、部分或全部缺失、重排，会导致不同程度的色弱或色盲。

对于女性来讲，染色体核型为 46,XX，当两条 X 上的等位基因都异常时，女性为色盲患者；当只有一条 X 上的基因异常时，该女性为携带者，而不表现为色盲。而男性的染色体核型为 46,XY，只要 X 上的基因异常，男性就为色盲患者。这就解释了为什么男性患病率高于女性。

如图 3-5 所示，图中实体图表示患者，线条图表示正常者，一半实体图一半线条图表示携带者。以父亲为色盲患者为例，如果母亲是正常者，则他们的女儿都是携带者，儿子都是正常者，所有子女都不表现为色盲。当身为携带者的女儿和正常男性结婚，他们所生的孩子中，如果是女性，有 50% 概率为正常者、50% 概率为携带者，都不表现红－绿色盲；如果是男性，则 50% 概率为正常者、50% 概率为红－绿色盲。

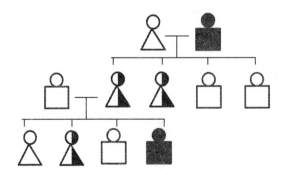

图 3-5　色盲的异常特性 1——父亲为色盲患者，母亲为正常者

如图 3-6 所示，如果母亲为色盲患者，父亲是正常者，则他们的子女中，女性全是携带者，不表现红－绿色盲；而男性都是患者，全都表现为红－绿色盲。

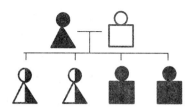

图 3-6 色盲的异常特性 2——母亲为色盲患者，父亲为正常者

（廖 孟）

第三节 视野

在我们的日常生活中，视野与视力、立体视一样，承担着重要的作用。

什么是视野呢？视野是指在我们固定注视某一个点时，能感受到的空间范围。视野分为绝对视野与相对视野，绝对视野是指视网膜所有感光部分在空间上的平面投影。而临床上常用的是相对视野，这指的是眼球固定注视正前方某一目标时，所能感受到的空间范围。下文提到的视野均指相对视野。视野的范围是由眼与注视目标的距离和空间内物体的尺寸决定的。在我们注视点 30°以内的是中心视野，30°以外的是周边视野。

视野的概念由被誉为现代医学之父的 Hippocrates 提出，他记载了偏盲这一词，并提出了视野的概念。17 世纪，Mariotte 首先描述了生理盲点的存在。19 世纪初，英国医生与哲学教授 Thomas Young 首次准确测量出视野及生理盲点。19 世纪中期，Von Graefe 首次将平面视野计引入眼科临床工作中。19 世纪 60 年代，Forster 发明了第一台弧形视野计，这是现代视野计发展的起点。

视野是单眼或双眼固视时所感受到的空间方位，视野范围的连线在空间上大致呈椭圆形，其范围为：鼻侧约 60°，颞侧约 90°，上方约 55°，下方约 70°。双眼视野叠加后，视野范围水平约 200°、垂直约 130°。

正常视野的边界应达到一定的范围，除生理盲点外，所有视野范围内的各点光敏度正常，不应有光敏感度下降或暗点。视野在人们驾驶或进行较大范围活动时，作用巨大，世界卫生组织规定，若视野范围小于 10°，尽管中心视力正常，但仍然定义为盲。

常见的视野检查方法有动态视野检查法与静态视野检查法。

动态视野检查常采用不同大小的视标，在视野范围里，视标从周边向中心移动，检查时嘱被检查者感受视标的出现。记录被检查者刚能感受光刺激时出现的点的位置。将各点进行连线，连接线则为此测试光标的等视线。不同大小的光标检查所得到的等视线构成视岛。使用动态视野检查方法的优点是速度快，但缺点是灵敏度较差，对小的旁中心暗点不易发现。

静态视野检查法指的是用不同光强度的视标刺激来测试视岛上的各个点的视网膜敏感度。人眼刚能感受到该点时的亮度为该点的阈值，从而了解该点的光敏感度的情况。静态视野检查法的优点是易于发现小的旁中心暗点，缺点是与动态视野检查方法相比，检查速度慢。临床上常用的视野计应用的是静态视野检查原理。

视野与视力的检查一样，是一种心理物理学检查方法，需要被试者的主观合作，而多种因素会影响视野的检查。第一是年龄，随着年龄增加，眼屈光介质的透明性下降，视网膜视锥细胞、视杆细胞和神经节细胞数量减少。所以测得视野的等视线向心性缩小，自20岁起，每增加10岁，平均光敏感度降低0.8dB。第二是瞳孔大小，瞳孔可以控制进入眼中的光量，影响视野检查结果，尤其当瞳孔过小，影响更明显，此时瞳孔边缘引起的衍射效应可造成分辨率下降。但瞳孔过大会增大晶体像差效应，降低成像质量。瞳孔直径为2.4mm时，眼处于一个最佳的光学状态。第三是屈光状态，未经矫正的屈光不正眼所看见的视标，在视网膜上可成一个模糊的像，尤其是检查中心30°以内视野时，影响明显。如果矫正镜片光度错误，会造成视野的弥漫性压陷。临床中常因忽略了被检查者的屈光状态，导致视野结果异于正常，且无法解释原因。近视-3.00D以内的人可不用矫正眼镜，-3.00D以上应配戴矫正眼镜，眼镜的选择应结合年龄和调节情况来确定。远视+1.50D以上的人应佩戴矫正眼镜。第四是视野计、背景光、视标、视野仪器、背景光不同时，不能进行对比。第五是检查环境，做视野检查前应让被检查者充分适应视野计的背景照明。不同的照明水平可使视网膜处于不同的适应状态，导致结果不同。检查室应保持相对黑暗和安静。第六是其他因素，如学习效应、固视情况、屈光介质混浊和文化理解水平都可对视野检查结果产生影响。检查时间过长也可能导致患者疲劳，假阳性增高。

临床上许多的疾病会影响视野，而视野的改变也可以反映疾病的种类与进程，是有效的临床评估指标。比如视野上出现的中心暗点可能由黄斑疾病或视神经炎引起；旁中心暗点可能由青光眼或视神经炎引起；哑铃状暗点提示可能是烟中毒。在青光眼的疾病进程中，视野的表现可能有旁中心暗点、鼻侧阶梯形改变，到最后的管状视野。因此，视野是临床上重要的观察指标。

（唐昂藏）

第四节　双眼视与立体视

在眼视光学专业中双眼视与立体视的内容是较难学会的，人眼在接收到外界物像时，成像在视网膜上的像是一个倒像，并且由于我们人眼的视轴存在夹角，双眼接收到的物像略有差异。但是经过双眼视神经的传导，我们的大脑可以将两眼的倒像融合为一个三维立体的空间影像。这是很神奇的，而在双眼视形成的过程中，如果有一些外界因素的影响，我们的成像就会被混淆，会发生异常。

立体视，相信大家都不陌生，与我们生活息息相关。我们能看出远山，能分辨出近水，靠的是立体视。能在显微镜下操作精细的手术，靠的是立体视。在电影院里，能看出3D电影，靠的也是动态与静态的立体视。立体视是双眼视三级视功能中的最高级视功能。

一、双眼视的概念

双眼视指当两个眼睛同时正常使用时，对于外界物体形成一个三维感知的过程。形成正常双眼视的基础是双眼同时、正常地使用，最后形成的物像是对于外界空间的三维感知，当我们双眼同时观看某一图形时，双眼所接收到的像都会同时至传到大脑，产生对于这个物像的印象。

如果双眼没有同时观看物体，比如斜视，人会没有正常的双眼视，因为这个时候两只眼睛是各看各的。

即使双眼可以同时正常地观看物体，但是如果大脑的融像机制发生了异常，比如脑损伤的患者，这时候大脑也不会形成一个正常的双眼视。

因此，如果人要正常运用双眼视，必须有几个条件，即双眼同时、自然地使用，并且左右眼的视网膜影像都正常参与形成最后的视觉感觉。

双眼视相对于单眼视来说有很多的优点，正是因为有了双眼视，我们人类才有了对立体空间的感知能力；并且双眼的视力比单眼视力更优；不仅仅是视力方面，在视野方面，双眼同时观看时，两侧的视野范围会扩大；发生意外时，一只眼可以作为备用。如果人只有一个眼睛，那么这个眼睛的重要性可想而知，心脏虽然也是只有一个，但是心脏位于胸腔内，受到身体的保护，眼睛暴露在外，所以双眼对于我们来说是非常重要的。

二、双眼视的检查

既然双眼视这么重要，那么在临床上有哪些方法可以对双眼视做一个科学、客观的检查呢？

临床上有许多种方法可以用于检查双眼视，比如同视机检查、Bagolini 线状镜检查、Worth 4 点灯检查等。

同视机（图 3-7）又叫大型弱视镜，是一款很经典的用于检查患者双眼视，改善患者视力、视功能的器械，非常实用，缺点是笨重、不易携带。

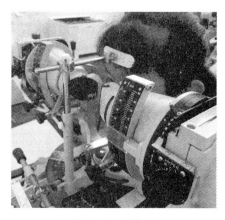

图 3-7　同视机

同视机内置了两个＋8.00D的球镜，所以当人眼处于距画片12.5cm时，器械可以让人眼不进行调节即可看清楚这个画片，即模拟出看远的情况。不过在实际的临床工作中，该仪器并没有这么精确，因为很多患者有近感性集合等因素影响。我们通常认为同视机检查的是被检查者在视远状态下的双眼视。

三、立体视的概念

双眼视的三级视功能包括同时知觉、融合功能、立体视。

视觉系统获取外界物理空间的信息，从而确定我们与环境中各物体的相互位置关系。视觉系统的任务就是把视网膜二维的图像转换为我们周围世界的复杂的三维判读。

当我们人眼观看外界物体时，比如看到一个苹果，这个视觉过程包括对苹果的形状（这是形觉）、颜色、环境亮度的感知，人眼接收到这些信息后，经过双眼视网膜的处理，再经由大脑处理，将两眼所看到的苹果结合在一起，就成了我们最终看到的一个立体的苹果，如果这个苹果是从树上掉下来的，我们在观看这个苹果的过程中，还会有运动的因素在里面。

为什么会形成立体视呢？当两眼注视某物体时，这个物像会成像于两眼视网膜上具有一一对应关系的点上，也只有当两眼有一一对应关系的点同时接收到同一物像时，大脑才能将两眼的物像融合为一个物像。不过两眼间这一一对应的点，并不是像我们想象的那样，一个精确的点与另一个精确的点的对应，而是有一定范围的。也就是说若另一眼物像位于稍不同的位置上，物像成于两眼视网膜上的非对应点上，但仍保持在一定区域内，这时两眼仍能融像，形成立体视。双眼物像的水平分离，即双眼具有水平视差，才能产生立体视。

总结来说，若要产生立体视，首先必须两眼同时观看某一物体，其次两眼视网膜像的亮度匹配，而落在两眼上的像有轻微的可被大脑所融合的差异，这就产生了不同程度的立体视。

立体视是我们估计深度和距离的方式，但这并不是唯一的方式。与单眼线索比较，使用立体视是精确度最高的。

有人会说，只使用一只眼睛，我们也能确定我们与物体的空间关系。在单眼的情况下，人眼使用图片线索和非图片线索来判断物体的远近。图片线索有视网膜像的大小、直线透视图、纹理梯度、空气透视、排列和阴影，非图片线索有集合、运动视差、运动结构等。

对于观察者来说，近物的视网膜像较大、远物的视网膜像较小。当缺乏其他深度线索时，视网膜像的大小是确定深度最重要的线索。

物体的大小和距离并不直接相关，视觉系统可根据视网膜像的尺寸判断物体的尺寸，同样也可根据物体感知的距离判断物体的尺寸。远物不仅比近物小，并且纹理似乎比近物更加致密，这种现象称为纹理梯度。观看远物时，烟、雾等对光的散射会让远物看起来没有近物清晰，即空气透视。一个物体的对比度下降也会让人觉得物体较远。妨碍指观看远物受到较近的物体的阻碍，由于近物不会受远物的阻挡，所以，我们知道受到遮挡的物体相对较远。物体的光和阴影的方向也能影响人眼对物体距离的感知。运动视差：在注视点的物体，当其在相同的位置，而观察者运动时，物体似乎是静止的。而在注视点前后的物体，在观察者运动时，似乎相对注视点产生侧向运动，运动的方向取决于物体是接近还是远离注视点。较近的物体似乎产生观察者相反方向的移动（逆动），而较远的物体似乎产生与观察者相同方向的移动（顺动）。通过物体移动的速度可以判断其与注视点的相对距离。

在双眼下的立体视，不仅可以利用以上的单眼线索，还可以利用双眼水平视差所产生的立体视觉来判断距离，所以说精度比单眼线索更高。

四、影响立体视的因素

第一，反复不断地练习可以提高立体视，除了帮助正常人改善立体视，有研究表明，不断的视觉任务练习可以提高成年弱视者的立体视锐度。第二是亮度，亮度不仅影响视力，同样影响立体视，当亮度太暗，立体视将显著下降。第三是颜色，颜色也能影响立体视，蓝色物体的立体视比红色、绿色的物体立体视差。同时，颜色和亮度对立体视的影响有一定的相关性，亮度可以改变颜色对立体视的影响。第四，注视时间短于800ms时，立体视下降。第五，对比度会影响立体视，物体对比度下降或两眼感受到的物体对比度不等时，立体视都会下降。

而立体视为什么这么重要呢？那是因为立体视在我们的生活中处处存在。我们的很多日常活动都需要用到立体视。

那怎样可以检查立体视呢？在临床上，我们常用以下方法来进行检查。检查近处的立体视，我们常用的是 Titmus 立体视图（图 3-8）、Frisby 立体视板。检查远处的立体视，我们常用同视机。Dolman 深径觉也可以用于检查远处立体视，但是临床上不常用。

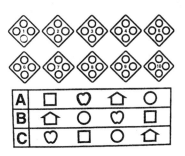

图 3-8　Titmus 立体视图

Titmus 立体视图是一种偏振光立体视图。在 3-8 的上部分画面中有十个图形，每个图形中有四个圆，其中有一个圆有凸起的立体感，检查中医生可以令被检查者指出能见到凸起的图形。3-8 的下部分画面中有简单图形，共有三行，每一行中有一个图形是前凸的，三行分别代表 400″、1200″ 和 100″ 的立体视锐度。

而 Frisby 立体视板由一系列不同厚度的、透明的正方形平行平板构成，平板的一面印有三个随机点图形。另一面的中央部分印有一个点阵图形。三个平行平板的厚度分别是 6mm、3mm、1mm，对于 40cm 检查距离，假设被检查者瞳距为 65mm，其相对立体视锐度分别为 340″、170″与 55″三种。在不同的检查距离下，Frisby 立体视板图形对应不同的立体视水平。

（唐昂藏）

第五节　对比敏感度

不知道大家对于对比敏感度有多少了解。什么是对比敏感度呢？从字面上来说，一个是对比，一个是敏感度。听起来似乎也有点不好理解。

在专业视光领域，对比敏感度的概念要更复杂一点，我们将不同的明暗程度（比如很亮、亮、平常、暗光、很暗）和在单位格内不同大小的物体结合起来定义对比敏感度标准。简单的检验方法就是用不同粗细的线条，加上不同的明暗度来进行对比敏感度检测。

为什么对比敏感度在我们的生活中这么的重要呢？因为我们需要在日常生活中分辨不同亮度的东西，以及在某种亮度下，分辨不同物体的细节情况。比如在夜晚，昏黄的路灯下，对比度明显下降，人眼在夜晚的视力就不能像白天一样，对细节的分辨能力会下降。另外，在临床上，一些眼病的发展会导致人眼对比敏感度的异常，如白内障、青光眼等。很多白内障的患者，在临床检查时，可能常规检查视力可以达到 0.8，但是患者却告知我们他们视物很模糊，这是因为我们常规的视力检查是一个高亮度状态下的检查，但是在生活中，亮度却是不均匀的。有些患者对比敏感度下降了，会说自己的眼睛"不灵光了"。很多白内障患者有对比敏感度下降的情况，而常规的视力检查是在一个高对比度的环境下进行的。另外还有弱视患者，弱视患者表现为视力不达标，在进行对比敏感度的检查时，我们也经常发现，有些弱视患者尽管视力很低，其低空间频率的对比敏感度可以达到正常范围，但高空间频率的对比敏感度是低于正常值的。这些都提示我们不同人眼对比敏感度受到的影响是不一样的。

对比敏感度对于我们早期诊断疾病有着重要的意义。在对青光眼、黄斑病、糖尿病性视网膜病变、视神经疾病进行早期诊断时对比敏感度具有重要的实用价值。

除了对比敏感度检查，我们还可以加入眩光对比敏感度的检查。眩光指在视野中由于存在不适宜亮度的分布，引起视觉不适、视力异常等。眩光可能是由于外部光源太强，也有可能是由于人眼发生了某些变化，对光的反射过多，引起了视力异常等。比如某些黄斑病变会引起视网膜光感受细胞明适应功能的损害，导致眩光；晶体出现浑浊，对光的反射、折射过多，也可能引起眩光；在进行准分子激光手术后，某些手术方式也可能影响患者的角膜，造成夜间眩光。夜间驾驶时，若眩光过于明显，将严重影响驾驶行为。所以医生要对准分子激光手术患者进行眩光对比度测定。

（唐昂藏）

第六节　视觉皮层与视觉的发育

视觉皮层（Visual cortex）指大脑中与视觉功能相关的皮层区域，如初级视皮层、纹外皮层和高级视皮层区域。视觉是人眼视觉系统的外周感觉器官（眼）接收外界环境中一定范围内的电磁波刺激，经中枢有关部分进行编码加工和分析后，大脑对外界物像形成知觉的过程。视觉指标包括视力、对比敏感度、色觉、双眼视等。

一、初级视皮层

（一）背景

初级视皮层又叫 V1 区，位于大脑后部的枕叶，在 Brodmann 分区中为 Brodmann 17 区，是视觉皮层中被研究得较多的脑区之一。初级视皮层是大脑皮层中最初处理视觉信息的区域。初级视皮层区接收外侧膝状体传递过来的视觉信息，经过处理后，再对该视觉信息做出反应，或将视觉信息向其他皮层区域进行传递。

（二）初级视皮层的细胞分类

Brodmann 17 区的细胞可分为简单细胞与复杂细胞两大类。既往研究者首次研究视皮层对光刺激的反应时，发现这些细胞有共同的特点：对大面积弥散光刺激没有反应，但是对有一定方向（朝向）的明暗对比条或条栅有强烈反应，该方向（朝向）为该细胞的最优方位。若该刺激物的方位偏离该细胞的最优方位，细胞反应便停止或骤减。

简单细胞主要分布在视皮层 17 区的第 4 层内，主要特点是感受野较小，呈狭长形，对边缘的位置和方位有严格的选择性。每一个简单细胞都有一个最优方位，在此方位上细胞反应最强烈。

复杂细胞多分布在视皮层 17 区与 18 区，其主要特点与简单细胞一样，也具有特定的方位刺激这一属性，但对其在感受野中的位置无严格要求。复杂细胞可能是第 3 和第 5 层中的椎体细胞。

（三）初级视皮层的胚胎发育过程

在胚胎期，人类的大脑皮层细胞已经分化成具有一定形态的皮层细胞，但其功能尚不完善。视皮层的成熟需要出生后正确的视觉刺激，如果早期视觉皮层的发育受到干扰，会产生皮层发育的异常，例如弱视患者的初级视皮层 V1 区的发育就存在异常。

视皮层的发育在结构上表现为：随着视觉功能的发育，视皮层神经元的形态产生相应的改变。在婴儿期，视皮层神经元的棘突、突触数量比成人多，表现为不成熟的视皮层结构。随着视功能的发育，神经元棘突与树突的数量就会降低。出生后到 8 月龄，视皮层神经元突触量会有一个密度增加的过程，随后会逐渐减少，直至 11 岁左右时，突触量达到成人水平。与婴儿期相比，成年时视皮层神经元突触密度会降低至婴幼儿期的 60% 左右。

大脑皮层与皮层之间存在着垂直连接与水平连接。视皮层之间的垂直连接与水平连接是功能上产生联系的结构基础。垂直连接的发育在子宫内即开始：妊娠 24~26 周的胎儿存在放射状纤维带；妊娠 26~29 周时，出现垂直连接的"枝芽"，这是连接视野内代表同一点的神经元。水平连接发生在妊娠 37 周时，水平连接密度在妊娠后期迅速增加。人类在出生 7 周后，皮层间形成均匀的纤维丛，出生 8 周后婴儿即可出现与成年一样的不规则投射，在 16 周后，皮层间出现长范围的水平纤维连接，而在出生 15 周后，水平连接达到成熟。

二、视觉

（一）背景

人类视觉的发育经历了"视觉发育关键期"和"视觉发育敏感期"。视觉发育关键期是指出生后至 3 岁左右这一时期，而视觉发育敏感期是指出生后至 12 岁左右这一时期。在视觉功能中，光觉察力、时频分辨力的关键时期较早，而色觉、空间视觉、双眼视觉的较晚。

视觉发育关键期时，异常的视觉刺激会引起视皮层的异常发育。例如当出现单眼视力下降或单眼形觉剥夺时，视皮层的神经细胞将发生改变：通常情况下，两眼对皮层细胞的驱动能力相差不大。但是在单眼视力下降或单眼形觉剥夺时，两眼对皮层细胞的驱动能力将发生偏移，表现为被剥夺眼只能驱动极少量的皮层细胞，非剥夺眼驱动大多数的皮层细胞。剥夺眼的皮层神经元比非剥夺眼的皮层神经元萎缩，导致剥夺眼的条纹皮层 4C 层变得更狭窄。

这一异常的视皮层发育也会导致双眼视功能的异常，当双眼输入的神经信号不平衡时，例如某一眼的输入信号强，或者另一眼的输入信号弱（单眼剥夺），输入信号强的眼（非剥夺眼）在发育中就会占优势，维持大多的突触连接。

（二）发育过程

1. 视力

（1）概念：视力是指分辨细小或细微部分的能力。视力的表达是人眼能辨认的最小字符对人眼所张的视角大小。

（2）发育过程：人类视力的发育与年龄呈正相关关系，但发育并不是一个等速的过程，有一定的阶段性和规律性。人类刚出生时，其视觉系统仍未发育完善。只有在正确的外界环境刺激下，视觉系统才能逐渐发育成熟。在不同时期，婴幼儿视力发育具有不同的增长速率，出生后第一年的视力增长速度明显比之后几年要快，这与视觉系统神经发育相关，在大脑皮层神经元的发育中，第一年的发育过程明显比之后几年要快。

（3）发育过程中视力的测量方法：在发育的过程中，根据婴幼儿所处的阶段，我们可以使用不同的测定方法来检查婴幼儿视力的发育情况。目前测定婴幼儿视力的方法有图形视觉诱发电位法（P-VEP）、优先选择注视法等。对于婴幼儿来说，图形视觉诱发电位法比优先选择注视法更为客观，结果更加可信。使用图形视觉诱发电位法测量得到出生 1 个月婴幼儿的图形诱发电位结果为 4.5cpd，出生 7~8 个月其图形诱发电位的水平就能达到成人水平。

（4）视力发育的关键期：视力发育的关键期是从出生后到 3 岁，其间适当的视觉刺激将有助于视力的正常发育。异常视觉环境，如先天性白内障、高度屈光不正、斜视等会影响视觉功能的发育，导致弱视的产生，这也提示我们早期检测婴幼儿视力是很有必要的。

2. 对比敏感度

（1）概念：对比敏感度指不同明暗对比度、不同空间频率下的视功能状态，是视觉系统重要的组成部分。

（2）发育过程：新生儿的对比敏感度发育不够完善，仅在低空间频率下出现对比敏感度曲线。出生 2~3 个月的婴幼儿的对比敏感度曲线形状与成人相似，但振幅较低。出生 7 个月，其对比敏感度曲线就接近成人。但整个空间频率的振幅，要在 6~12 岁时才能达到成人水平。与成人相比，儿童的对比敏感度低，且曲线向左偏移。青年人的对比敏感度较高，20~30 岁时达到最高。40 岁以后，随着年龄的增加，高频区的对比敏感度明显下降，但低频区的改变不明显，随着年龄的增加，对比敏感度曲线向右移动。

3. 色觉

色觉与人眼视网膜上视锥细胞的功能相关，是视觉中一个基本且重要的组成部分。婴幼儿时期，大多数婴幼儿对红绿的辨别出现于 2 月龄时，大约 2 月龄时，我们可以使用色彩鲜艳的小球来刺激婴幼儿对色觉产生反应。并且 2 月大的婴幼儿已经可以将宽带的红色、橙色、绿色、蓝绿色、蓝色、紫色与白色区别开来。此时婴幼儿的明视光谱曲线与成人相似。

4. 双眼视

双眼视是指双眼接收外界物像后，经由大脑处理所产生的对外界物体的三维感知能力。婴幼儿出生 1 个月内可出现安静眼位转回注视，但很少出现集合运动与调节功能。在 2 个月后就有了集合反应，出生 6 个月，婴幼儿可以对近处持续集合运动，比如看自己的奶瓶等。但在 6 个月到 2 岁，随着调节的出现，集合处于敏感状态，由于缺乏意志和反射性控制，容易出现集合过度。到 6 岁的时候，视觉生理反射程度已与无条件反射相近。

（三）小结

总的来说，人类视力的发育是一个动态过程，在发育过程中有一定的阶段性和规律性，视觉发育存在关键期和敏感期，在这个阶段，视功能容易受单眼斜视、单眼形觉剥夺、屈光参差、屈光不正等因素影响，从而形成异常视觉。

（唐昂藏）

第四章　婴幼儿及儿童视觉

第一节　婴幼儿视力检查

准确判断单眼最佳视力是眼科诊断中极其重要和有参考价值的检查，但在婴幼儿人群中这也是较难完成的项目。

一、对语言前期的婴幼儿进行视力检查

处于语言前期的婴幼儿完全不会表达，这时需要医生通过认真、细致的观察来判断婴幼儿的视力。观察的内容包括如下几方面。

（1）观察婴幼儿对周围视觉环境的兴趣。对一个婴幼儿的视力观察，在婴幼儿进入诊断室的时候就已经开始了。当父母带婴幼儿来到诊断室，对于一个陌生的环境，婴幼儿是无动于衷还是表现出兴奋，对人的微笑是不是有反应。或者可以让婴幼儿熟悉的面孔（最好是婴幼儿的妈妈）站到婴幼儿的面前，观察婴幼儿的反应。如果婴幼儿看到自己的母亲，表现出兴奋、微笑，那会给检查者一个初步的印象：这个孩子是有视力的。如果婴幼儿对自己母亲的面孔没有反应，那提示检查者这个婴幼儿的视力可能会有异常。

（2）观察婴幼儿的瞳孔对光反射是不是灵敏。用手电筒快速地照射瞳孔，正常情况瞳孔会迅速缩小，若不能缩小或反而放大了，则提示视觉通路神经异常，那么视力也不会太好。

（3）观察光线突然剧烈变化时婴幼儿的反应。突然出现强光时，正常情况下婴幼儿会表现出闭眼、羞光。若突然进入黑暗的环境，婴幼儿会把眼睛睁得大大的。若双眼对光线的突然剧烈改变没有反应，则提示视力异常。

（4）正常情况下婴幼儿注视眼前感兴趣的物体时，双眼不会来回震颤，若出现眼球来回摆动，即眼球震颤，那婴幼儿的视力不会太好，稳定的中心注视提示有良好的视力。

（5）给婴幼儿一个玩具或糖果，最好不要发出声音，不能让婴幼儿根据声音的来源判断玩具的方向，观察婴幼儿是否能伸手来取这个玩具或糖果，如果对这个玩具或者糖果没有反应，不知道玩具或糖果的具体位置，则提示视力异常。在观察完婴幼儿对外界

环境的视觉反应后，我们可以采用一个有趣的追红球试验来粗略测试婴幼儿的视力，因为婴幼儿天生就对鲜艳的颜色感兴趣。具体方法是：将一个直径 10cm 左右的红球置于婴幼儿眼前，观看婴幼儿双眼是否会追随红球运动，若不能追随，则提示视力异常。

另外一个用来检测语言前期婴幼儿双眼视力的方法是嫌恶反应，检查时让宝宝坐在母亲腿上，用灯光照射其眼睛，反复交替遮盖双眼，观察头部晃动、颜面部变化情况。例如：当婴幼儿的左眼被遮盖时，他不哭不闹，照常玩他的玩具，但是当他的右眼被遮盖时，他立即出现偏头、哭闹、反抗等，则提示他的右眼视力良好，左眼视力异常。

嫌恶反应是一种观察婴幼儿是否有优先注视的方法，这种检查方法的目的是医生从婴幼儿双眼注视状态中判断其是否存在优先注视眼，差异性提示了非优先注视眼存在异常。在一些小儿眼科学教材上，优先注视被分为 ABCD 四个等级。A 级是指左右眼自发地交替注视；B 级是指单眼能保持较好的注视，即在跟随运动中，非优先注视眼时间≥3s 后，经过一次眨眼，优先注视眼再次注视；C 级指非优先注视眼能短时性保持 1～3s；D 级是指非优先注视眼不能保持，当优先注视眼的遮盖被取出后立即注视（<1s）。A 级和 B 级都是正常的，而 C 级和 D 级则提示非优先注视眼有异常。

婴幼儿天生喜欢观看带有高度对比度的条栅，而不是单纯枯燥的灰色画面，有人设计了目前常用的测量婴幼儿视力的 Teller 优先注视卡（图 4-1）。这种测试卡一面带有高度视觉对比度的条栅，另一面是均匀一致的灰色画面。

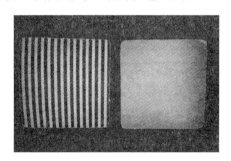

图 4-1 Teller 优先注视卡

使用 Teller 优先注视卡进行测试，对环境有一定要求：在独立、安静、明亮的空间中，清除周围分散视觉注意的物体，并注意墙壁颜色和视力检查板颜色应保持一致，保证婴幼儿不被外物吸引。测试的方法：让婴幼儿母亲怀抱婴幼儿面对医生，距离为 55cm，室内灯光适宜，将 Teller 优先注视卡与灰色对比卡片一起插入卡槽内，置于婴幼儿眼前，医生站在 Teller 优先注视卡后面的窥孔中观察：在 20s 内观察婴幼儿眼睛是否会移向条栅卡片的一方。若婴幼儿的眼睛注视条栅卡片的一方，则记录婴幼儿能识别出的最窄的条栅卡片，其背面印有相对应的视力值。这个视力值是将空间分辨率视力进行换算所得出的。

还有一个定性测量婴幼儿视力的方法——视动性眼震检测。婴幼儿对黑白条纹视标敏感，当带有黑白条纹的转鼓（图 4-2）在婴幼儿眼前转动时，有视力的眼会随着转动的刺激产生追随运动，再进行矫正性的急骤反向运动。眼球一正一反的转动就形成了眼球震颤，而无视力的眼就不会发生震颤。

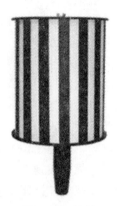

图 4-2 转鼓

除了这两种方法，用高对比度的条栅作为视觉刺激，记录大脑皮质枕叶区（视网膜到视皮质）对视刺激发生的电反应刺激的方法也很常用，即视觉诱发电位。用这种方法来检测婴幼儿空间辨别力（条栅视力），它所得到的结果往往比主观方法检测出的结果准确，采用这种方法的检查结果显示，6 个月婴幼儿的视觉诱发电位水平可达成人水平，这提示黄斑到大脑视觉皮层发育成熟。

虽然说语言前期婴幼儿的视力检查较为困难，但也并非毫无办法，我们应该和婴幼儿眼部结构的检查相结合，综合判断语言前期婴幼儿的视力。

二、对具备语言表达能力的婴幼儿进行视力检查

这时的视力检测就比较容易了，我们可以采用各种各样的视力表，比如国外常用的是 Lea-symbols 视力表（图 4-3）、国内常用的 E 字标准对数视力表（图 4-4）。我们下面分别介绍。

以十几行的远距离 Lea-symbols 视力表为例，这种视力表有四种图形，分别是房子、苹果、圆圈、正方形。测试的时候母亲抱着婴幼儿坐在 3m 远处，拿着房子、苹果、圆圈、正方形四张卡片，检查者指着视力表上的图形（如房子），要求婴幼儿拿出房子图案和检查者相呼应。

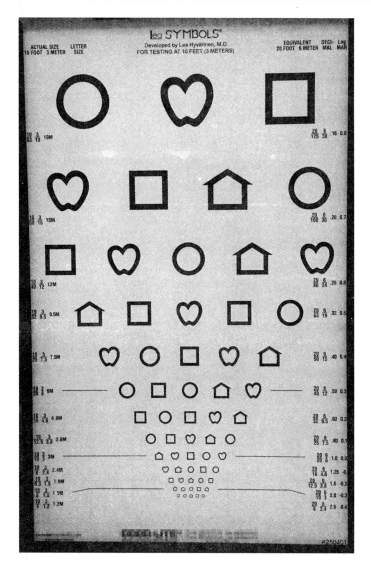

图 4－3　Lea－symbols 视力表

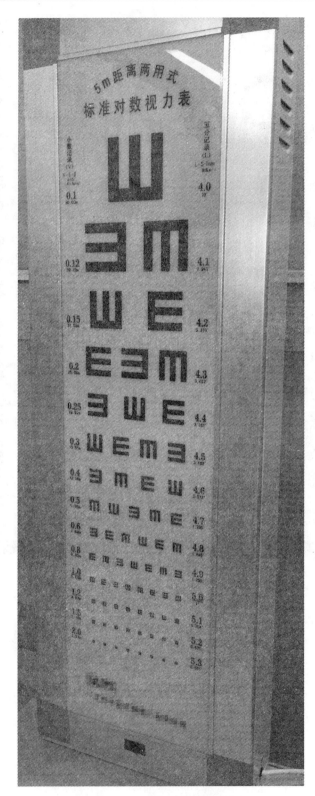

图 4—4　E 字标准对数视力表

国内用的 E 字标准对数视力表为国际标准视力表，在检查时，视力表挂在光线充足或用灯光照明的地方，婴幼儿一般距离视力表 5m，视力表悬挂的高度应使视标与受检眼等高。两眼分别检查，一般先检查右眼，后检查左眼，从上至下指出"E"字视标开口的方向，把说对的最小视标一行的对应数值记录下来。需要强调一下，在测试的时候一定要严格按照视力表所要求的距离。而且这种视力表有一些缺陷，我们看第一排这一行，只有一个视标，因此很有可能被记下来；而且 0.1 对应的视标和 0.2 对应的视标尺寸差距比较大，0.9 和 1.0 这两行视标尺寸相差很小，因为视标的尺寸不是按比例递增的。

还有一部分婴幼儿虽然能够用语言表达，但是对于标准对数视力表，不能正确地指示方向，对于这一部分婴幼儿我们可以使用综合验光仪上的图形视力表进行检查，这些图形包括小鸟、汽车、鲜花、飞机等易懂的图形，不同大小的图形视标在 5 米处有相对应的视角值，可用于定量记录视力。

除了这几种视力表，还有一些其他类型的视力表。但是，无论采用哪种视力表测量，测试时坐姿和距离都要正确。每一种视力表都标注了使用距离，比如 E 字标准对数视力表要求测试距离是 5m。国外的研究显示：视力表上视标（字母、数字、符号）的选择和排列可以明显地影响所得到的视力检查结果。由于单个视标排除了邻近视标之间轮廓的相互作用，使用单个视标测试时，视力值一般相对较好。使用单个视标测试所得的视力明显高于成行视标或衬线视标的现象为拥挤现象。拥挤现象提示有弱视的可能。

我们希望将婴幼儿视力检测纳入初级眼保健的范围，能够在社区医院和幼儿园进行筛查，这样家长和老师能尽快发现婴幼儿的视力异常，及时就诊。

第二节　婴幼儿斜视检查

在阐述婴幼儿斜视的检查之前，我们先了解一个名词概念：视轴。它是指连接注视点、黄斑中心凹，并经过眼球光学中心的一条假想的连线。正常情况下，我们注视外物时，双眼视轴相交于注视点，物像同时落在双眼黄斑部，但是在某些异常情况下，眼视轴发生偏离（图 4-5），我们把这种临床现象称为斜视。

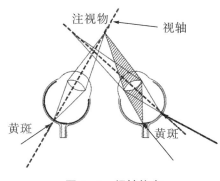

图 4-5　视轴偏离

那为什么有些人会发生斜视？斜视的病因是什么呢？这个问题我们目前还没有从根本上搞清楚。但是，一个人会不会发生斜视主要由以下几个因素决定：①双眼视力是否良好，双眼视力相差较大是斜视发生的危险因素；②双眼的眼外肌运动功能是否正常并协调；③支配眼球运动的神经功能是否正常；④大脑对双眼融像的控制是否正常。

现在我们用几个案例来向大家展示婴幼儿斜视的常用检查方法。

第一个案例（图4-6），她的父母因为"周围的亲戚朋友都说她是斗鸡眼"前来就诊，那么她真的是内斜吗？

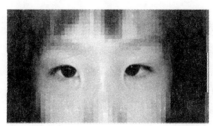

图4-6　正面照

第一种检查斜视的方法就是角膜映光法，这是一种最常用也最普遍的方法。人的角膜相当于一面镜子，当我们用电筒等点光源照射，可以清楚地看到角膜上的反光。检查者站在婴幼儿正前方，用手电筒在距离婴幼儿33cm处照射双眼角膜，让婴幼儿注视手电筒光源，观察反光点在角膜上的位置，绝大多数情况下，角膜的映光点应该对称地位于双眼瞳孔的中心。且分别遮盖一眼后，映光点在对侧眼角膜上的位置不会发生变化。如果映光点在双眼角膜上的位置不对称地偏离了瞳孔中心，或遮盖一眼后，对侧眼映光点在角膜上的位置发生变化，则说明有斜视，那我们再看看图4-6，她双眼的角膜映光点均是位于瞳孔中央的，所以她没有斜视。

下面我们仔细分析一下角膜映光法的结果。第一，如果映光点位于一只眼的瞳孔中心，而位于另一只眼瞳孔的外侧，则提示内斜，如图4-7；第二，如果映光点位于一只眼的瞳孔中心，而位于另一只眼瞳孔的内侧，则提示外斜，如图4-8；第三，如果映光点位于左眼的瞳孔中央，而位于右眼的瞳孔上方，则证明右眼和左眼不在一条水平线上，右眼眼位低于左眼，提示有下斜视；第四，如果映光点位于左眼的瞳孔中央，而位于右眼的瞳孔下方，则证明右眼高于左眼，提示有上斜视。

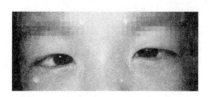

图4-7　内斜示意图

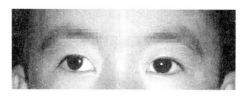

图 4—8　外斜示意图

　　一般来说，映光点偏离瞳孔 1mm，斜视度约为 7.5°，所以当映光点落在瞳孔边缘时，距瞳孔中心约 2mm，则该眼位偏斜约 15°。若映光点落在瞳孔缘与角膜缘之间，该处距离瞳孔中心约 4mm，该眼位偏斜约 30°。若映光点落在角膜缘，眼位偏斜约为 45°。当然，这只是一种粗糙的斜视度数的估算方法。

　　还有一种简化的角膜映光法：打开相机的闪光灯，在正前方给婴幼儿进行眼部照相，拿着照片慢慢观察映光点在角膜上的位置，或者把照片传给眼科医师，让眼科医师判断。

　　那再回到开始的问题，为什么图 4—6 的孩子会被家长认为是内斜呢？这是因为她的内眦部太宽，内眦赘皮遮挡了白色部分的巩膜，给人以"内斜视"的假象，其实角膜映光是正位的，我们称这种为假性内斜。

　　第二种检查斜视的方法叫遮盖—去遮盖法。它分为两部分：遮盖和去遮盖。遮盖是指：检查时让婴幼儿注视面前 33cm 处一光源，遮盖任意一眼，观察对侧眼是否发生眼球运动，若发生眼球运动，则对侧眼有斜视。去遮盖是指：检查时让婴幼儿注视面前 33cm 处一光源，遮盖一眼后打开遮眼板，观察在去除遮盖的一瞬间，被遮盖眼的眼球是否运动，以及运动的方向。双眼应分别检查。

　　婴幼儿注视面前手电筒的光源的时候，我们可以用角膜映光法判断：左眼映光点位于瞳孔中心，右眼映光点位于瞳孔外侧，右眼有内斜视。那我们用遮盖—去遮盖法怎么检查呢？用遮挡板遮盖婴幼儿的左眼，因此婴幼儿的右眼被迫从内斜位转向正位，来注视目标光源，眼球会出现由内向外的转动；我们去除左眼的遮盖，左眼迅速从内斜位转向正位注视目标光源。

　　婴幼儿出现偏头，很多家长会首先觉得一定是脖子有问题，会带孩子去看脖子，结果看脖子的大夫会让家长先到眼科就诊。于是很多家长就不明白了，明明是偏头、脖子歪，为什么会看眼睛？在回答这个问题之前，我们先想一想，为什么这个孩子会偏头，而且老是向一边偏？仔细观察这类孩子的角膜下缘，右眼的角膜下缘一般和下睑的边缘是齐平的，左眼的角膜下缘和下睑的边缘之间还暴露了一小部分白色的巩膜，这说明左眼是比右眼高的。

　　由此，我们可以找到偏头的原因，他们可能是由于左眼的上斜肌不全麻痹，导致左眼向下转的力量减弱，因此出现左眼上斜，左眼比右眼高，看东西时会出现一高一低两个物像，也就是复视，偏头能够减小或消除双眼复视。这告诉我们：有些偏头现象是由双眼斜视引起的，尤其是垂直斜视。

第三节　屈光介质发育

人眼屈光介质包含了角膜、房水、晶状体、玻璃体等，承担将不同距离的外界物像准确地聚焦在视网膜上的功能，人眼的屈光介质分别具有不同的表面曲率和屈光指数，外界物体通过这些屈光介质的折射后，能够在视网膜上形成缩小的、倒立的实像。

一、正常屈光系统的发育

角膜完全透明，约占纤维膜的前 1/6，从后面看角膜为正圆形，从前面看为横椭圆形。在组织学上角膜分为 5 层，由外向内分别是角膜上皮层、前弹力层、基质层、后弹力层、内皮层。角膜是屈光系统中屈光指数最大的组织。

成人角膜横径为 11~12mm，垂直径为 10~11mm。新生儿期，人的角膜直径已发育到成人的 3/4，平均角膜横径（9.96±0.10）mm、垂直径（9.47±0.30）mm。角膜发育最快的时期为出生后 0~6 个月，6 个月后发育速度减缓，3 岁左右时角膜的直径已经接近成人水平。

成人的角膜屈光力约 43.00D，这是什么意思呢？这就是说成人的角膜相当于一个4300 度的凸透镜。出生时，婴儿角膜屈光力较强，一般为 47.00~48.00D，出生后 2~4 周，婴儿的角膜弯曲度持续快速下降，8 周后下降速度减慢。出生后 2~8 周的角膜屈光力共减少约 4.00D。角膜的屈光力在 1 岁内迅速下降，到 3 岁时，幼儿的角膜屈光力已经接近成人水平。角膜的这些变化可能与出生后早期眼轴的迅速增长相平衡，到 20岁时，角膜的屈光力约为 43.00D。

角膜在各个方向上的屈光力是不同的，在儿童时期高屈光力的子午线在垂直方向，眼球呈一个扁扁的横椭圆球形，我们称之为顺规散光。但在 30~40 岁，角膜的水平子午线开始变陡峭，并且随着年龄增长，弯曲度继续增加，这会导致年轻人常见的顺规性散光逐渐发生变化，在 50~60 岁期间变为逆规性散光，这个时候眼球就变成一个竖椭圆球形。

前房是角膜、虹膜、瞳孔区晶状体、睫状体前部之间的腔隙，腔隙内充满房水。出生时，中央前房深度为 1.8~2.4mm，平均为 2.05mm，前房的深度持续增长，到青少年期结束，成人中央前房深度约为 3mm。前房里充满房水，屈光指数为1.336（空气屈光指数为 1.00）。正视眼前房深度的增加比近视眼患者停止得早，这可能与近视眼患者的眼轴长度的持续增长有关。

晶状体位于眼后房，处于虹膜后表面和玻璃体前表面之间，晶状体后表面挤压中央玻璃体前表面，形成一小凹，即玻璃体小凹。晶状体为一个双凸面透明组织，通过悬韧带与睫状体相连，被悬韧带固定悬挂在虹膜之后、玻璃体之前。

晶状体是眼球屈光系统的重要组成部分，也是唯一具有调节能力的屈光介质，人眼看远、看近的这个变化过程绝大程度上是由晶状体调节的。其调节能力随着年龄的增长而逐渐降低，形成老视现象。晶状体的前凸曲率半径为 10mm，后凸曲率半径为 6mm，前后径为 5mm，直径为 10mm。随着年龄增加，晶状体的重量和体积不断增加，在 20 岁以前尤其明显，这种改变是晶状体上皮细胞增殖分化成纤维，并向核挤压的结果。出生时，晶状体的重量约 65mg，1 岁时可增加到 125mg，90 岁时可增加到 260mg。直径可由出生时的 5mm 增加到 20 岁的 9~10mm。

　　玻璃体腔长度占眼轴长度的较大比例，玻璃体为无色透明胶冻状，由 98％的水、2％的胶原和透明质酸构成，位于晶状体后面，充满晶状体与视网膜之间的空腔。玻璃体是眼屈光介质的组成部分，对光线的散射极少，并对晶状体、视网膜等周围组织有支持、减震和营养作用。人出生时，玻璃体呈凝胶状，4 岁婴幼儿的玻璃体内开始出现液化现象。14~18 岁时，20％的玻璃体腔为液体。40~50 岁时玻璃体内水的成分明显增多，胶状成分减少。80~90 岁时，50％以上的玻璃体液化。

　　我们假想角膜表面的中心点到后极部巩膜表面的中心点有一条直线连接，这就是眼轴（图 4-9），正常成人眼轴约为 24mm。

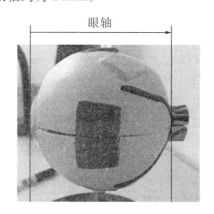

图 4-9　眼轴

　　眼轴的长度与屈光系统的发育密切相关，出生时人眼轴长度约为 17.1mm，明显比成人的眼轴短；出生后第 1 年，眼轴约为 20.7mm；出生后第 2 年，眼轴约为 21.5mm；在出生后的第 3 年，眼轴约为 21.9mm；出生后第 5 年，眼轴长度达到成人水平；5~15 岁，眼轴增长的长度小于 1mm。

　　以上是屈光系统各组成部分的发育过程，下面我们来看一下人眼作为一个整的屈光系统，其发育过程是什么样的。

　　人类屈光状态的发育会经历一个正视化过程，在视觉环境的刺激下，眼部各屈光成分互相协调发展，人的生理性远视随着年龄的增长逐渐减小，屈光度逐渐接近零，最终发育成正视眼。但是在实际的生长发育过程中，随着眼球自身的生长发育和外界刺激的影响，屈光状态很少终止于正视状态，而是会向近视发展，呈现出近视化。

　　足月新生儿的屈光度平均为 350 度远视，然后逐渐下降，在出生后 6 个月，仅有 9％的婴儿的屈光度为 400 度远视，6~9 月龄，仅有 5％的婴幼儿远视度数超过 350 度。到学龄前，90％的儿童远视度数不到 100 度。婴幼儿的散光发生率高。3 月龄的婴幼儿中，41.6％有 100 度以上的散光，6~12 月龄的婴幼儿的散光率是 5~6 岁儿童的 3 倍。而到了 3 岁时，仅 4％的婴幼儿有 100 度以上的散光。

总的来说，人眼的屈光状态呈正态分布曲线，这条正态分布曲线的峰值一般不会是0度。随着年龄的增长，峰值由远视侧向近视侧漂移，大部分人的人眼屈光状态的变动范围是在400度远视到400度近视之间。随着生活环境和用眼习惯的改变，越来越多的人向近视化发展。

二、屈光系统的异常发育

儿童屈光发育异常包括以下两种情况：一是双眼屈光状态超出正常生理范围，二是双眼屈光参差。

足月新生儿的屈光度平均为350度远视，远视度数会随着年龄增加而逐渐下降。但是，如果远视度数过高，超过了相应年龄的远视度数范围，超出了晶状体的调节能力，即使晶状体动用了最大调节功能，也不能在视网膜上清晰地成像，这个时候整个视觉系统的发育将受到影响，形成弱视。对于3岁以上的孩子，目前我国将远视度数大于500度作为可能形成弱视的高危因素，建议尽早配镜矫正。

如果双眼有中度或中到高度远视，即使能够通过晶状体的调节功能在视网膜上形成清晰的图像，但是调节和集合功能是相伴的，长时间过度的调节会引起过度的集合，从而可能导致屈光调节性内斜视。总之，远视度数过高可能引起视觉系统发育的异常和双眼眼位的异常，这都需要配镜处理。

理想情况下，眼球在各条子午线上的屈光力都是相同的，焦点准确聚集在视网膜上，此时我们可以把眼球想象成是一个篮球。但是，很多时候眼球在不同子午线上的屈光力不同，它不再是一个标准的球形，由篮球变成了橄榄球。这种状态下眼球会处于有两条焦线和最小弥散斑的屈光状态，即散光。散光度数过高，若不能得到矫正，在视网膜上没有清晰的图像刺激，整个视觉系统的发育也会受到影响。目前我国将3岁以上儿童200度以上、未矫正的散光列为弱视发生的高危因素。

以上是双眼的屈光状态超出正常生理范围的情况，另外，双眼的屈光状态很多时候是不对称的，即屈光参差。我们最关注的是屈光参差中远视度数较高的那只眼睛，例如，左眼是一个正视的屈光状态，右眼是一个远视的屈光状态，远处的物体能够清晰准确地在左眼的视网膜上成像，而右眼由于远视，视网膜上仅能得到一个模糊的图像，视觉系统的发育受到影响，形成屈光参差性弱视。目前我国将远视性屈光参差大于150度、柱镜屈光参差大于100度作为屈光参差性弱视的高危因素。如果有屈光参差，患者必须进行光学矫正，以促进双眼视觉系统同步、正常地发育。

第四节　儿童眼外伤

儿童眼外伤是一个让人非常痛心的话题，儿童对危险的识别和自我保护能力都有限，而且儿童眼外伤的致盲率极高。儿童眼外伤按照受伤的部位可以分为眼球周围组织损伤和眼球损伤，按受伤原因可分为化学性眼外伤和物理性眼外伤。

一、眼球周围组织损伤

眼球周围组织的损伤中，常见的是眼睑撕裂伤和眼眶壁骨折。眼睑包括眉弓以下、颧弓以上的部位，因为它覆盖在眼球表面，和眼球接触，它的损伤若处理不当，会导致角膜、结膜、泪液等出现一系列的眼表异常。

图 4-10 是一个眼睑全层裂伤患者的眼睛状况，如果缝合不好，伤口会畸形愈合，对外观的影响比较大，而且眼睑的损伤如果处理不好，很容易引起一系列的眼表问题，所以在仔细清理伤口后，最好在显微镜下缝合眼睑。

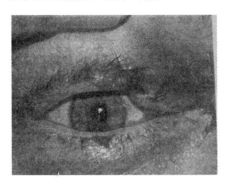

图 4-10　眼外伤

眼睑的损伤有时候会伤及一个特殊的部位，就是我们的上、下泪小管，从泪小点起，向内连接泪囊，管长约 10mm，泪小点刚刚进入泪小管的部分是垂直的，然后再呈水平位转向泪囊。眼睑的损伤部位如果靠近泪小管，可能导致泪小管的断裂，如果对泪小管的断裂处理不当，就会引起永久性溢泪，因此新鲜的眼睑皮肤裂伤若合并了泪小管断裂，应该尽量在 24 小时内行泪小管吻合手术。

眼眶是容纳眼球等组织的类似四边锥形的骨腔，由七块骨头围合构成。如果眼球及周围受到比较严重的暴力损伤，眼球周围的骨性组织——眼眶壁就会发生骨折，眼眶壁在上方和颅内毗邻、在内侧和筛窦毗邻、在下方和上颌窦毗邻。因此，眼球眶壁的骨折经常合并颅内和鼻窦的损伤，对于复合性的眶骨骨折，应该请神经外科、耳鼻喉科、口腔颌面外科医生协同诊治。对于怀疑有眼眶骨折的患者，如果 CT 明确有颅内损伤，颅内的感染会对生命造成威胁，应首先让患者看神经外科。排除了颅内的问题之后，再明确眼眶壁的骨折会不会压迫视神经、眼外肌等组织，如果压迫到了视神经，视神经损伤、水肿会对视力造成不可逆的损害；如果有骨折片嵌顿于眼外肌中，会引起眼球运动的障碍，出现复视和眼球内陷等。

结合日常临床工作，我们总结了引起儿童眼外伤的因素：①餐具，如筷子、叉子、牙签、水果刀等。②锐利的文具，如直尺、铅笔、三角板、剪刀等。③锐利的石块、树枝、注射器针头等。④鞭炮爆炸伤，鞭炮爆炸伤是我国每年春节期间的高发病，由于鞭炮冲击力大，同时又合并热损伤，对眼球可造成严重损伤，很多时候还合并了眼眶的骨折，所以致盲率非常高。

所以监护人要看护好儿童，尽量避免让儿童单独一人在家。

二、眼球损伤

（一）开放性损伤

除了眼球周围组织的损伤，眼球本身也会受到损伤。眼球的损伤主要包括：眼球顿挫伤、眼球贯通伤、眼球内异物、热烧伤、辐射损伤等。因儿童患者检查相对较不配合，眼外伤处理起来较为棘手。

彩图1显示的是一个被剪刀划伤的眼球。我们可以看看裂隙灯光线照射的部位，这个部位很好地显示了角膜，即黑眼珠部位有一个伤口，虹膜从伤口部位向外脱出。这个患者的诊断是眼球贯通伤、外伤性白内障，受伤的原因是剪刀刺伤了角膜和晶状体，这个时候首先需要清创、缝合角膜的伤口，避免角膜和眼内的感染，然后再进行外伤性白内障的摘除，根据晶状体囊膜的情况决定是否植入人工晶状体。

然而，即使再行手术摘除外伤性白内障，这样的伤害仍会造成什么影响呢？

第一，我们自身的角膜是完整光滑的，是重要的屈光介质，受伤后，即使角膜上的伤口经过缝合能较好地愈合，但是术后的缝线、瘢痕会影响角膜的透明度、光滑度和生物力学特征，引起不规则散光，从而明显地影响视力。如果受伤时年龄较小，术后高度的不规则散光若得不到矫正，患者还会形成弱视。

第二，自身的晶状体是有弹性、可以调节的，这种调节功能在我们看近、看远的时候发挥重大作用。外伤性白内障的患者，由于外伤导致晶状体的状态由透明变为不透明，光线无法达到视网膜，需要手术摘除浑浊的晶状体。手术摘除了自身的晶状体之后，我们就永远失去了这个调节能力。

还有一些儿童，由于用铁锤敲击铁块、石头等，或者偷拿装修工人的射钉枪玩，导致异物高速溅入眼球内，形成眼内异物。对这一类儿童，问诊时应该仔细询问受伤的原因及受伤时的状态。CT图能很好地帮我们确定球内是否有异物。这张CT图（图4-11）就很好地显示了左眼球内的一个高密度的异物影像。

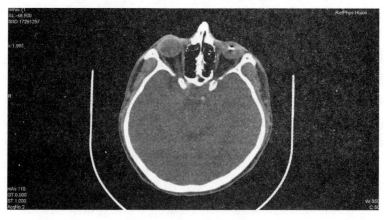

图4-11　左眼球异物

眼球对异物的反应取决于异物的化学性质和成分以及异物是否带菌，如果是一些惰性的、比较小的物质，眼组织尚能耐受；如果是金属物质，如铁、铜等反应性异物，对眼组织可造成毒性损伤，甚至可以引起铁质沉着症或铜质沉着症，造成晶状体浑浊，产生视网膜、视神经毒性作用。如果受伤时穿透力较大，异物能够经过眼球穿到眼球后，在眼球上同时有入口和出口两个伤口，这一类的眼球损伤称为眼球贯通伤（图4-12）。

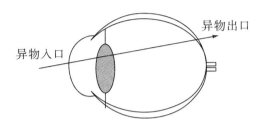

图4-12　眼球贯通伤示意图

对于贯通伤的处理，医院一般尽早对前部的入口进行缝合，后部出口如果不易发现或者难以缝合时，可以在伤后一周左右行玻璃体切割手术，以清除球内的积血，同时清理伤口周围粘连牵拉的机化组织，再通过冷冻或激光封闭视网膜上的伤口。但是不管怎么处理，眼球开放伤的预后一般不太理想。

如果受伤时异物的速度和力量较小，没能穿透眼球，很可能会沉着在角膜上，形成角膜异物，彩图2是一个儿童在烧电焊的工作场所玩耍时，被铁屑溅到角膜上，形成角膜异物的图片，经过角膜异物取出手术和抗感染治疗，这个小孩的视力没有受到损害。

（二）闭合性损伤

常见的眼球闭合性损伤包括眼球的钝挫伤、视神经的挫伤。钝挫伤是指：由钝力引起受伤部位或者远部组织的损伤。如果导致受伤的外力较小，可能只会引起角膜的上皮挫伤，患者出现刺痛、畏光、流泪、频繁眨眼等，给予荧光素染色后可见上皮的大片着染，这时我们可以给予抗生素和促进角膜上皮生长的药物，在预防感染的同时促进角膜上皮尽快修复，如果角膜上皮能尽快修复，这种损伤带来的后果一般不严重，视力预后良好。

但是如果导致受伤的外力较大，比如一些比赛中被羽毛球击伤，受伤后患者可立即出现眼痛、视物模糊、前房积血等。这种情况下医生会包扎双眼，促进积血的吸收，注意一定是双眼包扎，并嘱患者于半卧位绝对卧床休息，因为若只包扎患眼，健眼运动时患眼会跟随运动，起不到制动的效果。有一部分受伤较重的患儿可能还合并外伤性虹睫炎，前房出现房水闪辉，通过包扎制动促进积血吸收后，少部分患者积血不能完全吸收，可出现继发性青光眼、眼球胀痛，甚至高眼压，对视神经造成损害。小范围的虹膜根部离断不会造成单眼复视，但是大范围的虹膜根部离断可造成单眼复视、眩光和畏光等，这个时候就需要通过手术对离断的虹膜进行复位。

彩图3是一个被手肘撞伤眼睛导致的晶状体不全脱位的图片，我们可以看到晶状体不再位于瞳孔中央，而是向一侧移位，可以见到晶状体的赤道部，患者表现出单眼复视，另外在这种情况下，如果患者活动剧烈，还可以引起晶状体嵌顿于瞳孔区，造成继发性青光眼或晶状体全脱位。

若导致钝挫伤的外力传递到视网膜，还会引起视网膜水肿变白或出血，导致光感受器受损，出现视力下降。如果钝挫伤没有损伤到黄斑区，水肿消退后视力会恢复，但是如果累及黄斑中心凹，则会引起不可逆的视力下降。儿童钝挫伤常由塑料子弹玩具枪、羽毛球及碰撞等引起，所以最好对儿童进行健康教育，避免相关危险因素。

我们的眼球接收外界的视觉信息之后，还需要通过神经系统传递到大脑，这其中起传递作用的是视神经。但是外伤时，视神经可以因受到剪切力或传导力而间接损伤，也可由于周围组织的损伤肿胀，直接受压，形成视神经的外伤性病变，导致视功能严重受损。

三、化学性和物理性眼外伤

儿童的化学性和物理性眼外伤中需要重点关注的是热烧伤和化学烧伤，对于这一类的外伤，受伤者应该启动急救方案，第一时间就地先行冲洗后再进行下一步处理，冲洗液最好是生理盐水，如果身边没有生理盐水，自来水也可以，边冲洗边转动眼球，至少冲洗半小时以上。冲洗自救之后再前往医院。引起热烧伤和化学烧伤的常见物品有儿童氢气球、电瓶车液、浓酸、浓碱、502胶水等，因此建议家长们管控好这些物质，避免儿童接触。

冬季很多儿童和家长会去北方看雪、滑雪。其中有一部分人在长时间赏雪之后会出现双眼刺痛、流泪、不能睁眼等症状，这是为什么呢？因为光滑的雪面、冰面具有很强的反光作用，长时间观看雪面、冰面可造成眼部紫外线灼伤，紫外线对眼部组织有很强的光化学作用，能够使角膜上皮坏死、脱落，造成强烈的刺激感、异物感等，这种现象即雪盲。这种损伤也多见于电焊工人。因此，家长应避免让儿童长时间观看光滑的冰面、雪面，避免到电焊工作场所玩耍，到紫外线强烈的高原环境时，应及时佩戴防紫外线的墨镜。

现在市场上有很多激光产品，如激光笔、激光玩具枪等，操作不当或长时间注视激光产品也可能对视网膜，尤其是黄斑中心凹造成损伤。

如今孩子们可以随时随地接触互联网，预防激光指示器相关的眼外伤。

对于儿童眼外伤，预防的意义远远大于治疗。这需要家长和学校老师的共同教育，比如说在选购剪刀时，尽量选择钝头的剪刀，而不是尖头的剪刀，同时教育孩子，在递送锐器给别人时，尖端一定要朝向自己。同时小儿眼科医师还要加大科普力度，普及常见眼外伤的急诊处理和预防知识。

（杨国渊）

第五章 近视、远视与散光

近视、远视与散光是几种不同类型的屈光状态，统称为屈光不正。其中近视最为常见，中小学生人群的近视发病率逐年增高。本章节将对近视、远视与散光进行介绍，并重点介绍近视的病因、矫正与预防。

第一节 近视

眼是以光作为适宜刺激的器官，因此从光学角度眼可以被看作是一种光学器具。眼球光学系统的主要组成部分由外向内依次是角膜、房水、晶状体和玻璃体。当光进入眼球，经过这些不同的眼球组成部分时，将在各界面发生偏折现象，该现象被称为屈光。视觉信息能否获得，首先取决于眼球这一光学系统是否能将外部入射光线清晰聚焦在视网膜上。

当外界平行光线经一个标准正视眼的屈光系统，折射后的光线将恰好聚焦成像在视网膜的黄斑中心凹，形成一个清晰的物像，眼屈光示意图见图5-1。

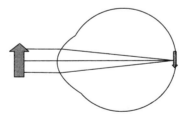

图5-1 眼屈光示意图

近视是最常见的屈光不正类型，随着现代化社会进程的加快，近视的发病率居高不下。现在小学生中就出现不少近视患者，大学生中近视的患病率更是高达90％以上。

近视的定义：在眼球调节完全放松的情况下，来自无穷远处的物体发出的平行光线在视网膜前聚焦成像，造成眼睛视远物不清，即近视（图5-2）。

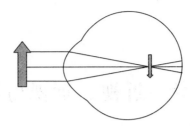

图 5-2　近视示意图

造成这种状况的原因可以分为两种，一种是屈光性近视，即眼球的屈光力过大，眼轴长度虽然大致在正常范围，但进入眼球的光线经屈光系统折射后，成像在视网膜前，这种屈光性近视较少见，更常见的是第二种——轴性近视，因眼轴延长，而眼球屈光力在正常范围，平行光线进入眼球后，聚焦成像于视网膜前，绝大多数单纯性近视和病理性近视属于轴性近视。

近视还可按近视度数进行分类：小于 300 度的为轻度近视、300～600 度的为中度近视、大于 600 度为高度近视。另外可以按照近视的病程进展和病理变化来进行分类，单纯性近视在眼球发育基本稳定后就不再进展，屈光度一般不高于 600 度，绝大多数眼底是健康的，通过光学矫正即可获得较好的视力。但是还有少数人的近视在成年后继续进展，并伴有眼底病理性变化，如近视弧形斑、豹纹状眼底、Fuchs 斑等。通常病理性近视的度数都较高（高于 600 度），近视还可导致眼底病变（如黄斑出血、视网膜脱落、视网膜新生血管等），此时视力无法矫正。

假性近视并不是近视，是调节痉挛时引起视力下降，验光呈近视状态。但经过睫状肌麻痹后散瞳验光，近视度数可降低或呈正视、低度远视状态。这种情况偶尔会发生在调节力比较好、近距离用眼过度的青少年身上。所以如果孩子出现视力下降，应到医院进行正规、科学的验光检查。

第二节　近视的矫正与防控

近视的成因大致分为两大类，分别为遗传因素与环境因素。其中遗传因素在近视，尤其是高度近视的发病中起到了很重要的作用。多项研究证实，父母患有近视的，其子女的近视发病率高于父母没有近视的子女的近视发病率；高度近视具有很强的遗传性，通过遗传性研究，已经有近 20 个与高度近视相关的致病基因被发现，此外，还有多个遗传位点被证实与近视易感性相关。

环境因素在非高度近视的发生、发展中起到了更为关键的作用。大量研究表明，近距离作业、户外活动、光照强度、不同波长的光线照射等，都属于环境因素，影响着近视的发生和发展。

实践证明，近距离作业会加剧近视的发生和发展，但具体的机制还不甚清楚，可能与近距离作业造成眼球调节增加，使得视网膜周边区域产生远视性漂移相关。也可能因为"埋头"这个姿势造成眼内压升高，升高的眼内压通过各种相关信号通路作用于巩膜，导致巩膜胶原合成减少、胶原纤维错构、正常巩膜组织减少、蛋白多糖发生变化以及基质金属蛋白酶活性增高。上述变化又可导致眼球后极部巩膜厚度和弹力系数下降，从而使巩膜对眼内压变化更敏感，最终导致后极部巩膜的刚性下降、变薄，眼球拉伸、变长。

　　户外活动与近视的关系是近年来研究的热点。需要特别指出的是：户外活动不仅指体育运动，还包括户外玩耍、野餐、散步等休闲活动。而室内活动，虽然有活动，但地点在室内，对近视并无预防作用。大量研究证实，户外活动时间增加可减缓近视的发展。那么户外活动中的什么因素减缓了近视的发展呢？光照强度是户外活动与室内活动的一个显著性差异因子。室内一般的阅读光线强度仅有室外光照强度的几百分之一，目前多数研究者认为，增加的光照强度使得视网膜多巴胺分泌增多，从而对近视的发展起到了预防性的作用。此外，还有研究认为，不同波长的光线也能影响近视的发生发展。户外自然光线中，短波长的蓝绿光含量高于室内人造光，而这些短波长的蓝绿光线对近视起到了预防性的作用。此外还有一些其他的环境因素被认为可能与近视的发生相关，但目前为止尚缺乏足够的循证医学证据证实。

　　近视可能造成的危害有哪些呢？首先就是对视力的影响，即视远不清，给正常生活和学习工作带来诸多不便。其次就是对经济的影响，对个人和家庭而言，定期或不定期更换眼镜是一笔不小的开支。除此之外，由于近视造成的疾病带来的社会经济支出，也是一笔不小的费用。病理性近视可以引起多种严重损害视力甚至致盲的眼部并发症，如开角型青光眼、白内障、视网膜病变等，这些致盲性眼病的治疗支出和后续的社会经济花费都是一笔不小的费用。

一、佩戴框架眼镜

　　框架眼镜使用的镜片是凹透镜。凹透镜可将入射光线进行发散，使光线进入眼球屈光系统后，经折射可聚焦在视网膜上，形成清晰的物像。框架眼镜的特点是安全、方便和经济。但由于框架眼镜的镜片与角膜的顶点存在一定的距离，如度数过高则存在顶点放大率问题，尤其是屈光参差患者，双眼放大率相差过大可能造成融像困难。眼镜矫正示意图见图5-3。

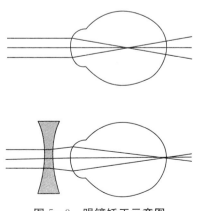

图5-3　眼镜矫正示意图

二、接触镜

接触镜就是平时大家俗称的隐形眼镜。接触镜的矫正原理和框架眼镜基本相同，不同点在于接触镜与角膜直接接触，解决了顶点放大率的问题，对于度数较高的近视矫正，接触镜带来的视觉质量较框架眼镜更好。但由于镜片与眼表组织直接接触，容易影响眼表正常生理。接触镜分为软性角膜接触镜和硬性角膜接触镜，下面我们进行简单介绍。

软性角膜接触镜是最常见的接触镜，由含水的高分子材料制成，优点是佩戴简单、舒适，缺点是透氧性较硬性角膜接触镜差，蛋白易沉积，如佩戴不当，软性角膜接触镜易影响眼表的正常生理，造成巨乳头结膜炎，甚至角膜炎症、角膜溃疡等严重并发症。佩戴软性角膜接触镜应注意其更换周期不宜过长，建议尽量选择更换周期短的月抛或日抛型隐形眼镜。此外，一些特殊设计的软性角膜接触镜可用于医疗用途，如带有人工瞳孔设计的软性角膜接触镜适用于先天性或外伤性无虹膜患者，以减少畏光症状；绷带镜用于多种眼表疾病的辅助治疗；含有缓释性药物的软性角膜接触镜用于治疗眼表疾病等。

硬性角膜接触镜不如软性角膜接触镜常见，它是一种由硬质疏水性材料制成的接触镜，其直径小于一般常见的软性角膜接触镜。硬性角膜接触镜的特点是透氧性好、抗蛋白沉积能力强，因此佩戴硬性角膜接触镜对眼表正常生理的影响小于软性角膜接触镜。此外由于硬性角膜接触镜和角膜之间可形成一层"泪液镜"，矫正散光的效果好。特殊设计的硬性角膜接触镜可用于圆锥角膜的治疗。

角膜塑形镜（图5－4）俗称OK镜（ortho－K），是一种特殊设计的、夜戴型的高透氧硬性角膜接触镜，通过机械压迫、镜片移动的按摩作用及泪液的液压作用，达到压平角膜中央形状，暂时降低近视度数的作用。

硬性角膜接触镜的验配复杂，患者必须在医疗机构，由专业医疗人员规范验配和指导佩戴护理，否则会大大增加眼部并发症的发生率，影响眼部健康。

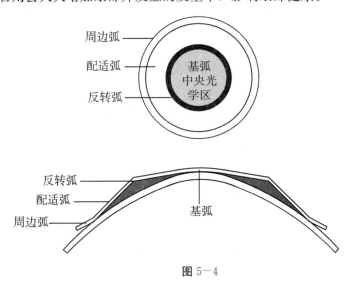

图5－4

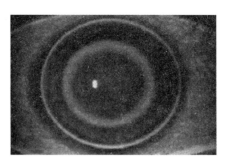

图 5-4　角膜塑形镜

三、屈光手术

屈光手术是以手术方式改变眼球的屈光状态，常见的屈光手术有角膜屈光手术和眼内屈光手术。早期的角膜屈光手术的手术方式有放射状角膜切开术，简称 RK 手术，因该手术可能引起的并发症和后遗症较多，目前已基本被准分子角膜屈光手术取代。准分子角膜屈光手术的手术方式有多种，包括准分子激光屈光性角膜切削术（PRK）、准分子激光上皮下角膜磨镶术（LASEK）、机械法准分子激光角膜上皮瓣下磨镶术（epi-LASIK）和准分子激光原位角膜磨镶术（LASIK）等。近年来随着飞秒激光的深入研究和应用，飞秒激光近视手术得以发展。以手术后是否保留晶状体，眼内屈光手术分为两类：屈光性晶状体置换术（不保留晶状体）和有晶体眼人工晶体植入术（保留晶状体）。

下面以准分子激光原位角膜磨镶术为例，介绍准分子激光近视手术方式。其手术原理是用一种特殊的微型角膜板层切割刀，将角膜表层组织制成一个带蒂的圆形角膜瓣，翻转角膜瓣后，在计算机控制下，用准分子激光对瓣下的角膜基质层拟去除的部分组织予以精确汽化，然后于瓣下冲洗，并将角膜瓣复位，以改变角膜前表面的形态、调整角膜的屈光力，达到矫正近视、远视或散光的目的。准分子激光原位磨镶术是目前主流的近视手术术式，因保留了角膜上皮和前弹力层，其更符合角膜的解剖生理，其术后并发症（如雾状混浊、屈光回退等）的发生率比 PRK 手术低，手术后患者也没有明显的疼痛。

飞秒激光近视手术是近几年来兴起的一种屈光手术方式，利用飞秒激光在角膜上制作一个相应厚度的角膜基质透镜和一个微小角膜切口，再通过微小的角膜切口，将制作好的角膜基质透镜取出，取出角膜基质透镜以后，角膜的屈光力得到了重塑，从而达到矫正近视的目的。

眼内屈光手术中常见的是有晶体眼人工晶状体植入术，即在前房或后房植入人工晶状体，以改变眼的屈光状态。因并发症较少，目前后房型的人工晶状体已逐渐替代前房型人工晶状体。这种眼内屈光手术适用于近视度数过高、角膜不够厚、不适宜行角膜屈光手术的患者。

前面讲的都是近视的矫正方法，不管是框架眼镜、角膜接触镜，还是屈光手术，都只能矫正近视的屈光状态，而不能改变眼轴长度，轴性近视仍旧存在。只有从预防近视的发生、发展出发，防止近视的发生，延缓近视度数的增长，才能从源头上消灭近视。但近视的防控一直都是困扰医学工作者的难题，目前全世界近视发病率不断增高，我们又该从哪些方面着手预防近视呢？

根据平时的生活经验，人们通常认为能够预防近视的方法有：眼保健操、看书时眼睛尽量离书本的远一点、看 1 小时书休息 10 分钟眺望远处等，这些生活经验提出的预防近视的方法到底有没有循证医学证据支持呢？

前面提到，增加户外活动可预防近视的发生、发展，这一方法已经有大量临床证据支持，并且有 Meta 分析显示，每周仅增加 1 小时户外活动就可使近视进展延缓 2%，还有研究推荐每日进行 2 小时户外活动，以延缓近视增长。所以，增加户外活动可以预防近视。需要强调的是，户外活动不仅仅指体育运动，还包括户外玩耍、野餐、散步等休闲活动。而室内活动，虽然有活动，但地点在室内，对近视并无预防作用。

除了增加户外活动，还有一种很常见、在临床应用已久、价格低廉的眼药水——阿托品滴眼液也可以预防近视，能起到较为显著的预防近视增长的作用。阿托品滴眼液在眼科临床常用于散瞳、麻痹睫状肌，是一种眼科常用药品，以前医学界并未将其应用于防控近视。近年来多项研究证实，低浓度（0.01%）的阿托品滴眼液可有效延缓近视度数增长。目前国外部分国家已经批准临床使用低浓度阿托品滴眼液控制近视，我国目前尚未批准用阿托品滴眼液控制近视。但阿托品滴眼液具有较强的散瞳、麻痹睫状肌作用，因此用它控制近视，可能出现因瞳孔散大带来的畏光，睫状肌麻痹带来的视近模糊，全身症状如口干、唾液分泌减少、无汗、皮肤潮红、眩晕、心率加快、烦躁等，患者需在有资质的临床医生的指导下用药，且使用中需严密观察不良反应的发生。此外还有研究指出，长期滴用阿托品滴眼液的患者，应注意其对睑板腺的毒性作用。应用阿托品滴眼液控制近视，其利弊还需进一步深入研究。

此外，前文中所述的角膜塑形镜对近视的增长也有一定的延缓作用，后面章节会详述其特点与局限性。

第三节　远视与散光

当眼轴过短或屈光力下降，外界物体的平行光线进入眼内后，在视网膜之后形成焦点，在视网膜不能形成清晰的影像，称为远视。远视眼的远点在视网膜后，是虚焦点，因此远视者的主观感觉是看远模糊、看近更模糊。根据远视原因，远视可分为眼轴正常而屈光力下降造成的屈光性远视和屈光力正常但眼轴缩短造成的轴性远视。根据远视度数，远视可分为小于 300 度的轻度远视、300~600 度的中度远视、大于 600 度的高度远视。

可用凸透镜矫正远视。应用适合的凸透镜将光线会聚，使光线进入眼球屈光系统后，聚焦在视网膜上，从而获得清晰的物像。轻度远视可不需矫正，患者可运用自身调节能力，增加眼的屈光力，使光线聚焦在视网膜上，从而获得清晰的视力。但过度频繁和长时间使用调节能力，易引起视疲劳、内斜视。此外，未矫正的中高度远视对处于视觉发育敏感期的儿童可引起弱视，因为视近视远都无法看清，视网膜黄斑部无法接受清晰物像的刺激，从而发生弱视。

散光（图5-5）指眼球在不同子午线的屈光力不同，平行光线经过眼球折射后所成像并非是一个焦点，而是在空间不同位置的两条焦线和最小弥散圆。

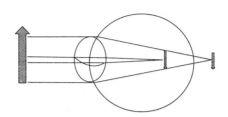

图5-5　散光示意图

散光可分为规则散光和不规则散光，规则散光的最大屈光力和最小屈光力主子午线相互垂直；不垂直的为不规则散光。绝大部分散光都是规则散光，可以用框架眼镜矫正，获得良好的视力；因为外伤、手术、角膜病变等造成的不规则散光，无法通过框架眼镜获得良好的视力，可考虑用RGP或激光手术改善视觉质量。

根据两条子午线聚焦与视网膜的位置关系分类，如一条子午线聚焦在视网膜之上、另一条聚焦在视网膜之前，称为单纯近视散光；聚焦在视网膜之后的称为单纯远视散光；两条子午线均聚焦在视网膜之前，但前后位置不同，称为复合近视散光；聚焦在视网膜之后，前后位置不同，称为复合远视散光；一条聚焦在视网膜前，一条在视网膜后，称为混合散光。

散光的临床表现主要是视物模糊，此外，对于处于视觉发育敏感期的儿童，未矫正的高度数散光可造成弱视。

散光的矫正需分别矫正两条主子午线的不同屈光度。因此，对于单纯散光，可用柱镜进行矫正，对于复合或混合散光，需用球柱镜进行矫正。不规则散光不能用柱镜矫正，推荐使用硬性角膜接触镜矫正。

在屈光不正的分类里没有屈光参差这一项，因为它不是一种屈光状态，但是它又和屈光不正紧密相关，这里我们单独进行简单介绍。

要了解屈光参差，首先要知道什么是双眼视。外界物体同时成像在我们双眼视网膜上，双眼的视网膜像经神经系统传至大脑视觉中枢，在此融合成单一物像。这就叫双眼视（图5-6）。当我们用双眼注视同一目标时，双眼分别接收到该目标的像，在双眼视网膜上分别形成两个物像，然后在我们的视觉高级中枢，融合为一个单一的物像。要达到完美的双眼视，需双眼视网膜像在大小、亮度和式样上达到一致。

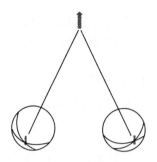

图 5-6　双眼视

而如果双眼在一条或两条子午线上的屈光力存在差异，如左眼为正视眼，目标物体成像在视网膜黄斑中心凹处，而右眼为近视眼，成像在视网膜前。该差异可能导致双眼视网膜上所成物像大小不等。较小的差异（小于 1D）可以忽略，较大的差异（大于 2.5D）可引起融像困难。屈光参差度数较高眼（远视、散光）无法在视网膜形成清晰的像，如在儿童视觉发育敏感期未予矫正，较易形成弱视。

对于屈光参差的矫正，需考虑矫正方法的视网膜像放大率，矫正后双眼视网膜像差不宜太大。对于屈光参差较大的，推荐使用角膜接触镜进行矫正，其双眼放大率差异较框架眼镜小，可减少因融像困难带来的视觉症状。

（陈冰洁）

第六章　正确认识视疲劳

近年来，随着信息社会的发展和经济水平的不断提高，阅读介质逐渐从传统的纸张向电子显示器转变。显示器也不仅局限于桌面电脑，大量的视觉显示终端涌现，如笔记本电脑、平板电脑、电子书、智能手机等，这些视觉显示终端携带方便，任何地方都可使用。视觉超负荷已经渗入我们生活、学习和工作的方方面面。

许多人开始出现眼睛干涩、酸痛及视物重影等视疲劳症状。流行病学研究结果显示：23％学龄儿童、64％～90％电脑使用者及 71.3％干眼患者均有不同程度的视疲劳症状。然而，多年来我国对于视疲劳的定义、临床症状、病因、发病机制及诊治等无统一标准，临床治疗水平参差不齐，使得治疗效果不佳。2014 年，中华医学会眼科学分会眼视光学组制订了视疲劳诊疗专家共识，以期为视疲劳的临床诊疗提供指导性意见。

第一节　视疲劳概述

（一）视疲劳的定义

首先，我们应该知道什么是视疲劳。视疲劳指各种病因使得人眼视物时的眼负荷超过其视觉功能所能承载的限度，用眼后出现视觉障碍、眼部不适，或伴有全身症状等。因此，视疲劳并非独立的眼病，而是以患者主观症状为主，涉及生理和心理因素。

（二）视疲劳的临床症状

视疲劳的临床症状为非特异性，主要表现为用眼后出现：①视觉障碍。近距离工作或阅读不持久，出现暂时性视物模糊或重影；②眼部不适。眼胀、眼痛、眼干、眼烧灼感、流泪、眼痒、眼异物感及眼眶疼痛；③全身症状。易疲劳，头痛、头晕，记忆力减退，严重时甚至恶心、呕吐，并出现焦虑、烦躁及其他神经官能症的症状。一般认为，症状局限在眼部时为轻度视疲劳，兼有全身症状时则为重度视疲劳。也可以分为外部症状和内部症状。其中，外部症状与干眼关系更大，包括眼烧灼感、眼痒、眼刺痛、畏光、流泪、眼干、眼异物感和眼部刺激感等。内部症状与屈光、调节和聚散异常关系更大，包括眼酸疼、眼胀、头痛、视物重影、视物模糊等。

（三）视疲劳的病因

由于病因不同，视疲劳的类型也很多。视疲劳的病因主要归纳为以下 3 个方面：眼部因素、环境因素和其他因素。

1. 眼部因素

眼部因素包括调节功能异常、聚散功能异常、屈光不正、高度屈光参差、老视、干眼、眼科手术和某些眼病。

调节功能异常包括调节不足、调节痉挛等，当持续近距离工作或阅读时，人很容易出现视疲劳。另外当人眼的调节灵敏度下降，看远看近切换的时候，人需要较长时间才能看清，进而引起视疲劳。

聚散功能异常包括失代偿的内隐斜、外隐斜、集合不足、集合过度、分开不足、分开过度或融合储备功能低下等，聚散功能异常患者在长时间用眼后会出现视疲劳。其中，集合异常主要导致人在近距离视物时出现症状，而分开异常主要导致人在远距离视物时出现症状。

未矫正或未给予准确矫正的屈光不正患者，尤其是远视或散光性屈光不正患者，为看清楚物体，会不当使用眼睛的调节和集合，且二者不协调时，容易出现视疲劳。如近视过矫，当年龄增加，调节不足以代偿过矫的度数时，容易出现视疲劳。需要指出的是，这种屈光不正往往是低度数，通过调节尚可看清，但调节集合的不协调或调节储备的不足，可引起视疲劳。另外，斜轴散光和逆规散光比顺规散光更容易引起视疲劳。

由于双眼视网膜成像放大率不等，双眼融像受到影响，高度屈光参差容易导致视疲劳。其中，小儿对屈光参差的耐受度比成人大，可能对较高度数的屈光参差不产生症状。

人眼一般在 40 岁以后逐渐出现老视，其表现是近距离视物障碍，若未经合理矫正，人容易出现看近距离疲劳的症状。而低度数的近视，虽然伴随了老视，由于近视不戴镜可看近清楚，掩盖了老视的症状，反而不易出现视疲劳。

干眼视疲劳是干眼常见的症状之一。有报道显示，71.3％干眼患者有视疲劳症状。而视疲劳患者中 51.4％符合干眼诊断标准。干眼患者的泪膜破裂时间短，角膜上皮损伤，暴露其下的角膜神经末梢，加上角膜光滑表面受到影响，导致形觉功能受损，因此常会出现视疲劳症状。患者常诉下午、工作劳累后、睡眠不足后症状加重。

各类眼科手术后的早期均可能出现不同程度的视疲劳症状。但通常是自限性的，如角膜屈光手术、白内障手术、青光眼手术和斜视手术等。这里以角膜屈光手术为例，尽管手术可以提高绝大多数患者的裸眼视力，但术后早期部分患者可能会因为屈光度数一过性远视漂移或高阶像差（如彗差增大等）而出现不同程度的近距离工作视疲劳，并诉有视物重影、眩光等不适。

当某些眼病，如睑板腺功能异常、睑缘炎、结膜炎或上睑下垂等影响视觉功能时，人都可能出现视疲劳。

2. 环境因素

工作和生活环境中的各种光线与色觉异常刺激，如照明不足致对比度下降、照明过强致眩光和光辐射、色觉搭配失调或异常等都可能导致视疲劳。最典型的就是视频终端综合征。一些研究评估了 7000 万计算机使用者中平均每天使用电脑 3 小时以上的人群，其中 90％表现了视频终端综合征的部分症状。还有一项研究显示，计算机使用者的抑郁、强迫症、眼部不适等症状正逐渐增加，特别是每周在电脑前工作 30 小时以上的或使用电脑超过 10 年的人群。每天在屏幕前工作 6~9 个小时的视频终端作业者，75％出现眼部不适，而其他类型的工作者只有 50％有眼部不适。据美国和英国的视光师调查，由于使用视频终端导致眼部症状而来就诊的患者，分别占了所有患者的 12.4％和 9.0％。在我国，虽然没有关于视频终端引起视疲劳的确切数据，但可以确定，视频终端导致的视疲劳人数也越来越多。

3. 其他因素

精神、心理状态及某些全身因素与视疲劳的发生密切相关。精神压力大、神经衰弱或有神经症的人更易出现视疲劳。副交感神经与视皮质的高度兴奋也与视疲劳有关。此外，处于某些特殊时期（月经期、怀孕期、哺乳期、更年期）的人都可能出现视疲劳。

（陈涛文）

第二节　视疲劳的诊治

对于视疲劳的诊治，有一个标准化的流程：患者由于出现视疲劳的主观症状来诊，医生通过观察主观症状和确定病因来进行诊断，再进行对因治疗和对症治疗，并进行随访和疗效评估。若取得疗效，则继续治疗。医生根据病情严重程度、治疗方案和疗效确定随访频率；若没有疗效，医生则需调整治疗方案。

一、视疲劳的诊断

视疲劳的诊断难点在于寻找病因。为此，医生需要对患者病史进行详细采集，仔细记录主诉方案，询问工作、学习和生活环境。鉴别其病因是源于眼部还是眼部之外，若为前者，则需通过眼科的一系列检查明确为何种眼部因素。

视疲劳的诊断涉及一些视光学的关键技术。若考虑功能性问题，需对眼屈光、调节、聚散和原眼镜进行检查。若眼屈光度数不稳定，医生需要散瞳进行检查。球镜、散光及轴向都需要矫正。调节指标包括调节幅度、调节灵敏度、正负相对调节等。聚散指标包括集合近点、隐斜、模糊点、破裂点、恢复点、聚散灵敏度等。针对原眼镜不仅要测量度数，还要测量瞳距、瞳高等。若考虑生理、病理问题，医生需对泪液泪膜、角膜、眼压等进行检查。泪液泪膜的检查包括泪液分泌试验、泪膜破裂时间；角膜的检查包括裂隙灯显微镜检查、角膜地形图检查；眼压可以使用自动眼压计来测量。

视疲劳的诊断标准比较简单，只需有主观症状即可确诊。如：不耐久视、暂时性视物模糊；眼部干涩、眼灼烧感、眼发痒、眼胀痛、流泪；头痛、头晕、记忆力减退、失眠。但诊断的前提还是前面提到的病因明确。

二、视疲劳的治疗

视疲劳的治疗原则是首先进行对因治疗，消除病因，然后进行对症治疗。

（一）对因治疗

若为干眼患者，医生可使用人工泪液加抗感染治疗；若考虑为睑板腺功能不全者，医生可加用热敷、按摩等物理治疗；针对各种原配镜不准确或尚未屈光矫正的患者，医生应给予准确验光配镜，除了关注屈光度，医生还需关注瞳距等；对于双眼视功能异常者，医生应给予相应的功能训练或眼位矫治；对于视频终端综合征引起的视疲劳，医生则需建议患者少用或停用视频终端设备，并可训练眨眼；对于因精神心理因素导致的视疲劳患者，医生必须先进行相关精神心理治疗和疏导；对于某些眼病患者医生应及时给予相应治疗；对于病因为其他全身因素的，患者需及时转诊。

（二）对症治疗

针对视疲劳还有一些对症治疗方法：药物治疗——使用改善调节功能的药物，如七叶洋地黄双苷眼液、人工泪液（如玻璃酸钠滴眼液和聚乙烯醇滴眼液）、睫状肌麻痹药物（如托吡卡胺滴眼液）；非药物治疗——患者可经常远眺、做眼保健操，鼓励患者采取合理的生活方式，加强体育锻炼等。

三、视疲劳的预防

视疲劳可以影响人们的生活、学习和工作。那么，我们应该怎么预防视疲劳呢？

（一）注意环境内的光线

环境内光线不佳（太亮或太暗），特别是在用眼强度很大的学习、工作和生活环境中，光线亮度不合适，很容易导致视疲劳。国家对于各种重要的室内场合的光线照度都制定了严格的标准，要求光线的亮度和分布均匀度要保持在一定范围内。

写字时，应避免光线被写字的那只手挡住。看电视时室内应有一定的背景光，背景光最好是来自屋顶灯的光线，以降低室内不同位置的亮度差。

（二）注意近距离用眼姿势

近距离用眼时，身体应保持静止状态，坐姿端正，书本放在距眼睛 30cm 以上的地方。乘车、躺在床上或伏案歪头阅读等不良习惯都会增加眼的调节负担，从而引起视疲劳，应注意避免。

（三）注意近距离用眼时间

通常，近距离用眼时，每 45~50 分钟应休息 10~15 分钟，休息时应远眺。此外，人如果感觉眼睛不适，应立即休息。

（四）多一些户外活动

在进行户外活动时，眼睛会有更多的远眺时间，这可以帮助放松眼部肌肉。

四、病例分析

（一）病例一

40岁男性，腹腔镜医生，有近视，戴镜。从事腹腔镜手术时出现眼胀、眼痛、头痛症状半年；曾排除青光眼、干眼、结膜炎（细菌性、过敏性），进行缓解视疲劳的眼液治疗，结果无效，进而无法正常工作。

考虑其治疗史，暂不考虑干眼、结膜炎，因其有近视，并戴镜多年，追问病史，所戴眼镜度数已十年未变，眼位正常。通过验光和焦度计测量眼镜度数，发现双眼眼镜分别过矫−0.50D，更换镜片后，视疲劳症状消失。

分析：患者近视长期过矫，因年龄增加，调节不能代偿，从事精细工作时出现视疲劳症状。

（二）病例二

40岁女性，视物重影3月，曾在外院神经内科排除颅内疾病，按照眼肌麻痹治疗无效，追问病史：重影只在远处才有，看近消失，使得患者无法开车，考虑眼肌和聚散问题，进行相关检查，结果如下：

33cm映光：正位；

Cover：esophoria；

move：正常；

Prism：远：+15△，近：+4△；

验光：双眼均为−3.00D；

诊断：共同性内斜（分开不足型）。

处理：减小光心距（比瞳距小5cm），使得透镜移心，双眼分别产生7.5△（底朝外）后，症状消失。

分析：患者为分开不足型，失代偿后产生视疲劳症状。

视疲劳的病因诊断和治疗涉及眼科学、眼视光学、心理学、内科学等多学科内容，错综复杂，需广泛学习相关知识，使患者的视疲劳症状得以缓解。

（杨旭波）

第七章　小眼镜里的大学问

如今不少人戴了眼镜，有的是常见的框架眼镜，样式新潮或经典；有的是看不见的隐形眼镜，附在我们的角膜表面。有关眼镜，哪些是你必须了解的小常识和注意点呢？又有哪些因素被大家忽视，从而日积月累影响了眼部健康的呢？应该怎样选择保护双眼的太阳镜呢？本章节将为大家进行阐述。

第一节　框架眼镜

眼睛的屈光不正会造成视力下降，这该怎么办呢？不同类型的屈光不正需要不同的镜片来矫正。

近视眼：外界的光线聚焦点在视网膜前方，需要一个凹透镜，让光线重新会聚到视网膜上。

远视眼：外界的光线聚焦点在视网膜后方，需要一个凸透镜，让光线重新会聚到视网膜上。

散光眼：外界的光线不能聚焦到一个焦点上，加上圆柱镜后，让光线重新聚焦为一个点。散光的矫正是针对两条子午线分别进行矫正，需要柱镜或球柱镜。

所以，当眼睛有任意一种屈光不正的时候，你就可能需要一副眼镜了。当人出现了近视、远视、散光、老花或进行户外运动时，就会需要一副眼镜。

其中框架眼镜方便、安全，全年龄段人群均可选择。但框架眼镜也有一些缺点，比如视野受限，镜框外缘的视野清晰度不足。其次，如果镜架与镜片的材质较厚重，会对鼻梁有压迫感，影响儿童面部发育，所以儿童的镜架和镜片应尽量选择轻巧耐用的材质。还有，当我们戴上合适度数的眼镜后，远处物体会成像在我们眼底，但是这个像的大小和真实物体是不一样的。近视眼戴镜后所成的像比真实物体小，远视眼戴镜后所成的像比真实物体大。

当我们需要佩戴一副眼镜时，不仅需要准确的医学验光度数，还需要选择适合的镜片与镜架材质。按材料分类，镜架可分为金属架、塑料架、混合架、天然材料架。金属架是单金属或合金材料，坚固、美观、轻巧。目前比较流行镜架材料是钛及钛合金，具有强度高、密度小、重量轻、韧性高、可塑性好等特点。塑料架以合成树脂为原材料，目前比较常用的是板材架，具有不易变形、压强度高、着色性好等特点。天然材料指动物角和玳瑁材料等，由于其原材料稀缺，所以价格昂贵。

按款式分类，镜架可分为全框架、半框架、无框架、组合架及折叠架。有完整框缘的镜架为全框架。半框架用一条细细的尼龙线作为下半框缘。无框架没有边框，对面部外观影响小，但是容易变形，而且如果度数高的话，镜片外缘比较厚，看上去不够美观。组合架是由前后两组镜圈组成，常用于近视者防紫外线。折叠架可折叠，易于携带，常用于制作便携式老花镜。各款式镜架有如下特点。

无框架或半框架：

- 视野范围宽广
- 眼镜的存在感不强
- 稳固性不太好
- 不宜装配屈光度数太高的镜片
- 半框架下缘镜片需要开槽，镜片边不宜太薄

全框架：

- 装饰感比较强
- 周边光线被遮挡
- 对镜片可起保护作用
- 掩饰镜片的厚度

框架眼镜的镜片是一个具有多种特性的光学体。其光学属性包括折射率、色散、反射率等。其中折射率越高，镜片越薄，这个值通常在镜片包装外袋上可以见到。镜片的物理属性包括密度、硬度、抗冲击性等。镜片材料通常是透明的光学介质，主要分为玻璃镜片和树脂镜片。玻璃镜片坚硬，透光性好，但容易破碎。树脂镜片属于有机材料。其中 PC 材料是主流的材料，它的光学性能优异、抗冲击性好、折射率高、轻巧、能抗紫外线。

框架眼镜不仅是屈光矫正的工具，还是服装搭配、修饰脸型的"利器"，目前流行的镜架款式成百上千，究竟哪一种更适合我们的脸型呢？这儿有一些基本的挑选原则。

圆形脸：特点是面颊圆润，额头呈饱满的圆形，脸较宽、下巴浑圆。可选棱角较分明的眼镜和粗框的款式，因为它能更好地修饰脸型。

长形脸：高额头，颌骨较为突出，下巴偏长。宽边的鼻架及深色的镜腿会打破长脸的直线条感，可以平衡双颊，将别人的注意力从脸型移开。

方型脸：方脸有一种严肃感，不太适合框架棱角比较明显的款式。面部特征是宽额头、棱角分明、颌骨区较宽、脸型方正。圆形或椭圆形的眼镜会使脸部的轮廓线显得柔和一些。

鹅蛋脸：属于百搭脸型。面部轮廓柔和、线条流畅，几乎所有款式的眼镜都可以轻松驾驭。

面对各种近视、远视和散光者，视光师或医生会告知他们需要戴眼镜了，但事实是有的人不愿意戴，有的人偶尔在戴，还有的人不知道怎么戴，关于眼镜，人们还存在不少误区。

一、近视眼越戴越近视，不戴眼镜就不会继续近视了

很多家长不愿意给孩子戴眼镜，哪怕是近视度数已经很高了，也坚持不给孩子戴眼镜，这种做法是错误的。

近视的发生是眼轴（眼球前后直径）延长的结果。近视的形成是多因素共同作用的结果，包括遗传因素和环境因素。父母高度近视会增加儿童近视的概率。环境的影响也很大，例如，户外活动的减少，长期的近距离用眼，用眼姿势错误，长期使用电视、电脑、手机等，过亮或过暗的灯光下看书，过度摄入甜食等物等。

所以，戴眼镜是为了对近视进行矫正，使我们恢复正常的视力，而适合的眼镜是不会加深近视度数的。

二、眼镜戴上就取不掉了，还会造成眼睛变形

有的家长不愿给孩子佩戴眼镜，因为他们认为，一旦孩子佩戴了眼镜，就摘不下来了，还有人认为佩戴眼镜后眼睛会变形，影响视觉质量。其实这些想法是错误的。

眼镜戴上之后会提高我们的视力和视觉质量，为什么要取掉呢？不清晰的视力才会影响视觉质量和加速近视进展。

眼睛变凸是眼轴增长的结果，不是戴眼镜导致的。透过近视眼镜（凹透镜）看到的眼睛被镜框缩小了，还会造成视觉上的误差。并不是戴镜造成了变形，而是因为近视眼本身结构的改变导致了眼睛"变凸"。

三、配镜度数不能配高了，要配低一些

部分戴镜者配镜时会要求将眼镜的度数配低，甚至有家长要求将镜片度数配低 100 度，认为这样可以控制近视增长，这种做法是错误的。

欠矫度数后，眼睛看到的像是模糊的，模糊的像会刺激眼睛做出错误的调节反应，从而通过多种机制导致眼轴的增长，使近视度数加深。同时，欠矫还会造成视觉疲劳，甚至可能造成隐斜或者斜视。合适的度数才能带来视物清晰和持久舒适。

四、我朋友/同学/亲戚的近视在哪儿治好了，近视可以治好

有部分戴镜者，尤其是儿童戴镜者的父母，会道听途说某某朋友、熟人在哪儿治好了近视。通常治疗的时候还不让戴眼镜，进行一些中药敷贴、物理按摩、针灸、贴穴位等方法来治疗近视。

必须强调明的是，目前没有任何一种方法可以治疗近视。无论是眼镜的光学矫正，还是准分子激光手术，都是对近视的矫正，不是治疗。

五、网购一副眼镜，便宜又省事儿

最近十年，电子商务已经深刻地影响了我们的生活。足不出户，人们就可以购买眼镜，但是眼镜适合在网上购买吗？除了度数正确，一副合格的眼镜，还要考虑镜片的光学中心是否在正确的位置，位置不正确会导致镜片产生棱镜效应，引起不适感和视觉疲劳，也会严重影响儿童视功能的发育。镜框的大小、瞳距（两个瞳孔中心的距离）、镜眼距（即镜片平面到眼睛的距离）都是需要考虑的因素。网上购买虽然方便、便宜，但是无法试戴，以及评估佩戴后的舒适度与匹配度。

同时，儿童的眼镜需要定期更换。即使度数没有变化，镜片多容易磨损，也会影响视力，儿童的头围变化迅速，瞳距也会相应产生变化，所以儿童需要及时更换镜片。

（马　薇）

第二节　隐形眼镜

隐形眼镜是广受青年戴镜人群喜爱的眼镜。作为屈光不正的矫正方法，隐形眼镜有非常多的优点，但发展至今，隐形眼镜仍存在一些缺点。如何在专业的指导下避开这些缺点，轻松健康地佩戴隐形眼镜呢？

一、隐形眼镜的优点

佩戴隐形眼镜后人的视野广阔，不会有框架眼镜的周边模糊感。隐形眼镜直接放在角膜表面，镜眼距离几乎为零，视网膜上所成的像变形极小，此优点在高度近视或高度远视者身上体现的特别明显。眼睛可以传达出很多情绪，也是面部美学中重要的器官，所以很多戴镜者愿意选择隐形眼镜，来恢复自然面容。对于爱美人士来说，现在又多了一个选择，就是彩色隐形眼镜，彩色隐形眼镜可以改变虹膜的大小和颜色，突出眼部的美。

戴上隐形眼镜参加运动时，人会更加行动自如，不用担心眼镜突然掉下来，也不会受到镜片起雾的影响，在运动中放松自在，就算汗流满脸也不用担心。但是隐形眼镜会接触角膜，所以会在一定程度上影响眼部正常生理状态，需要密切关注眼部状态和注意卫生。

表7-1为框架眼镜和隐形眼镜的特点对比。

表7-1　隐形眼镜与框架眼镜的特点对比

	隐形眼镜	框架眼镜
物像及视野	• 物像一致 • 周边视野大、清晰	• 物像有差异 • 周边视野受限

	隐形眼镜	框架眼镜
运动	• 运动时镜片稳定,可提供清晰、稳定的视野和视力	• 运动时,框架会随动作晃动,影响视野和视力
视觉干扰	• 不会起雾气 • 不会被雨水淋湿	• 会起雾气 • 会被雨水淋湿 • 流汗会导致镜片出现水汽
舒适度	• 软性隐形眼镜舒适度很好 • 有点异物感,需要1~2周适应	• 鼻梁和耳朵有压迫感

二、隐形眼镜的分类

我们常见的隐形眼镜分为软性接触镜(简称软镜)和硬性接触镜(简称硬镜)。软镜的常见材料有聚甲基丙烯酸乙酯(PHEMA)、甲基丙烯酸羟乙酯(HEMA)、甲基丙烯酸甲酯和甘油丙烯酸酯的共聚物等。根据含水量和电荷,软镜材料可进行如下分类。

Ⅰ类:低含水量(<50%),非离子性,沉淀物最不容易生成。

Ⅱ类:高含水量(>50%),非离子性,可用来制作长戴型镜片。

Ⅲ类:低含水量(<50%),离子性,较容易形成沉淀物。

Ⅳ类:高含水量(>50%),离子性,透氧性高,持久性好,容易形成沉淀物,容易变质。

这些材料和眼部的生物相容性非常好,所以一般人不会有明显的异物感。但是水凝胶材料的透氧性普遍较差,不适宜长时间佩戴。硅水胶材料的软镜避免了这个缺点,加入了硅元素的软镜的透氧性能可以和RGP媲美,但是这种镜片舒适度差一点,价格也比水凝胶贵。

硬镜的材料有聚甲基丙烯酸甲酯(PMMA)和硬性透氧性接触镜(RGP)。目前广为使用的是RGP。RGP具有极高的氧通透性、支持个性化定制,在高度近视、高度远视、高度散光、不规则角膜中应用广泛。

三、保障佩戴隐形眼镜的安全

首先要保证的是眼部健康,眼部健康包括没有眼部活动性炎症、外眼及眼前节结构正常、泪膜评估正常等。除此之外,能做好手卫生、按规范护理镜片的人群才适合佩戴隐形眼镜。

大家一般认为,未成年人不适合戴隐形眼镜,但是现在有一种特殊设计的隐形眼镜,主要用于近视度数增加比较快的青少年。这种隐形眼镜是角膜塑形镜。它是特殊设计的硬性、透气性接触镜,可以暂时性改变角膜形态,使角膜弧度变平,提高裸眼视力,是一种可逆性、非手术的近视矫正方法。镜片常常用于夜间佩戴,白天不戴任何眼镜即能有较好的视力。它不仅可以提高白天的视力，还可以延缓近视度数增加。对于近视度数增加比较快的青少年，建议采用这种方法来控制近视。这个内容我们在下一个小节中会阐述。

如果你是第一次戴隐形眼镜，需要做哪些准备来保障眼部健康呢？越来越多的近视人群会选择就近的眼镜店或电商平台选购隐形眼镜，却忽略了镜片是否适合自己。每一位隐形眼镜佩戴者其实都应该在专业的视光师或眼科医生处进行验配，选择一款适合自己的隐形眼镜。验配是一个详细连贯的流程，主要评估隐形眼镜是否松紧合适、大小得当、能矫正屈光不正等，通过这些来了解隐形眼镜会不会影响健康。

隐形眼镜验配流程见图7-1。

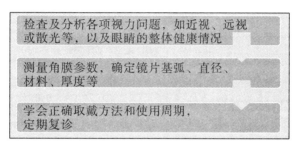

检查及分析各项视力问题，如近视、远视或散光等，以及眼睛的整体健康情况

测量角膜参数，确定镜片基弧、直径、材料、厚度等

学会正确取戴方法和使用周期，定期复诊

图7-1　验配流程

隐形眼镜属于第三类医疗器械，如不慎选购了不合适的镜片，非但不能提高视力，还可能对眼睛造成伤害。所以，一个有屈光不正尤其是近视的人，应定期做眼睛检查。眼科医生或视光师会检查常见的眼科疾病、屈光状况等。

当我们配好了隐形眼镜，开始长期使用，应注意什么问题？

（1）使用周期。以前由于软镜镜片材料及加工工艺受限，大多数为长戴型镜片，更换周期甚至长达一年，这种镜片上常有非常多的细菌和病毒。所以现在建议隐形眼镜佩戴者使用更换周期短的镜片，切忌超期使用。

（2）彩色隐形眼镜。彩色隐形眼镜是最近非常流行的隐形眼镜，但是加工工艺不合格的镜片会有色素脱落，这些小颗粒会造成角膜的划伤，甚至角膜溃疡。所以一定要使用采用夹层印染方式的镜片。

（3）护理液。每次清洗和储存镜片都应使用新鲜的护理液，不能超期使用，更不能使用纯净水等其他液体作为替代。护理液的瓶口不要碰到外界物品，以免污染瓶内液体。

除了以上三点，使用者若要保障用眼的安全和健康，就需要到医院定期复查，由眼科医生或视光师来检查下还有没有隐患。

下面有四个常见的、非常具有迷惑性的问题，可能戴了好多年隐形眼镜的人也不能给出正确答案。

（1）隐形眼镜会掉到眼睛后面去吗？不会，我们隐形眼镜戴在眼前节，结膜囊是一个致密的囊袋，它只会在结膜囊里打转，不会跑到眼睛后面去，后面是我们的玻璃体和视网膜，它们密封于眼睛后部。

（2）常用隐形眼镜会使角膜越来越薄吗？不会，角膜会因为外伤、手术和缺氧等原因变薄，只要透氧性能好，隐形眼镜是不会让角膜变薄的。但有一些透氧性能较差的镜片，在长期佩戴、过夜佩戴、超期佩戴的极端情况下，确实会导致角膜内皮细胞缺氧，使角膜变薄。

（3）佩戴隐形眼镜会使近视/散光增加吗？不会，近视和散光的增加和遗传、用眼环境有关，和佩戴隐形眼镜没有关系。某些特殊设计的角膜塑形镜还能延缓近视度数增加。

（4）隐形眼镜常用会使眼睛发干吗？可能有，隐形眼镜会影响泪液蒸发速度，如果环境比较干燥，人容易有眼干感。要注意佩戴时长和佩戴环境的湿度。

（马　薇）

第三节　渐变多焦镜

随着年龄增长，眼的调节能力会逐渐下降，40~50岁人群发生视近困难的现象被称为老视，也就是我们通常所说的老花。老视者的不适感与个人的基础屈光状态、用眼习惯、职业及爱好等因素有关。它常表现为看近处的物体模糊、看不清书报、阅读时需要更强的照明度、不能持久阅读。

当眼睛出现老视症状时，人应该怎么处理呢？验配一副老视眼镜是最普遍的做法。矫正老视的框架眼镜有三种，包括传统的老花眼镜、双光镜及渐变多焦镜。传统老花眼镜只有一个焦点，只能在看近处时使用，看远处时需要取下眼镜或更换另一副远用眼镜，这对远近切换频繁者会比较麻烦。双光镜有两个焦点，可以用眼镜的远用区看远、近用区看近，能同时满足远近视觉需求，不需要经常更换眼镜，但双光镜远近区域间有明显的分界线，外观上不够美观，而且有像跳现象，因此很少人使用。

渐变多焦镜的出现克服了传统老花眼镜和双光镜的缺点。这是一种专门为老视者设计的镜片，镜片的度数从上到下逐渐变化。镜片上方是远用区，当使用者平视前方时，就可以通过镜片的远用区看清远处物体；镜片的下方是近用区，当使用者需要看近时，只需双眼向下转，就可以通过近用区看清近处物体；远用区和近用区之间是过渡带，当使用者需要看清中距离物体时，只需双眼略微向下转，就可以通过中间过渡带看清中距离物体。一副渐变多焦镜可以满足不同距离的工作需求，老视者戴上渐变多焦镜后，能看清远、中、近不同距离的物体，而不需要经常取戴眼镜。因此，渐变多焦镜比传统老花镜方便。同时，渐变多焦镜镜片的外观像普通单光镜，没有影响美观的分界线在镜片上，普通人很难分辨出你戴的是渐变多焦镜还是普通眼镜，适合爱美人士使用。

当然，渐变多焦镜也不是完美无缺的，它也有它的缺点。一是周边像差，因为多焦镜的光度从上到下逐渐变化，导致了两侧分别存在像差区，像差区是模糊区，通过像差区视物，物体是模糊不清的。二是渐变多焦镜的价格相对普通镜片会略高一些。

使用者应该根据自己的需求进行选择，例如一名经常参加会议的职员，他需要看清远处幻灯片上的内容，又同时需要看清手上的资料并做记录，佩戴渐变多焦镜就是他最好的选择。而对于那些没有视近需求的人来说，渐变多焦镜就显得不那么必要了。

但是并不是说所有有需求者都能佩戴渐变多焦镜，哪些人不能戴渐变多焦镜呢？因为渐变多焦镜的设计要求使用者通过镜片上方看远、下方看近，因此从事某些职业的人群不适合使用它，例如飞行员需要看清上方近处的仪表盘，图书管理员需要看清上方的书籍，他们戴上渐变多焦镜后，不能满足工作中的视觉需求。因此，他们不适合佩戴渐变多焦镜。

此外，双眼屈光参差者也不适合戴渐变多焦镜，双眼屈光度差别超过 2D，主要是垂直子午线屈光度差别超过 2D，可能引起双眼垂直棱镜差异，因此这类人也不适合戴渐变多焦镜。患有某些运动系统疾病的人群不适合戴渐变多焦镜，由于渐变多焦镜的视近区比传统眼镜的位置要低，需要移动头位使双眼进入阅读区，因此有运动系统障碍、不能随意移动头位的人不适合戴渐变多焦镜。另外坐姿不良的人往往用渐变多焦镜的渐变区，而不是近用区看近，他们可能在视近时达不到理想的清晰度。此外，平衡功能不良者，容易出现"晕车""晕船"或类似的眩晕症状，这类人佩戴渐变多焦镜会较难适应。适应普通眼镜困难的人，适应渐变多焦镜会更加困难，佩戴前也需要谨慎考虑。

渐变多焦镜因为设计复杂，它对验配的要求更高，整个验配过程必须规范、全面：①需要进行必要的眼部健康检查，排除某些会影响佩戴效果的器质性眼病；②需要进行准确的屈光检查（包括远用、近用屈光度）；③应检查相关的视觉功能；④选择合适的镜架和镜片；⑤调整镜架，并测量配镜参数（包括单眼瞳高和瞳距）；⑥割边装架；⑦对使用者做专业的佩戴指导。

选择渐变多焦镜架时应该注意下面这几点：①镜框必须要有足够的垂直高度，以保证足够的有效可视区；②镜框应有足够的鼻内侧区域，可以容纳视近区；③镜脚焊接点高度要合适，否则会影响视远区、视近区的位置；④选择镜架时，最好选择有鼻托的镜架，可以在必要时调整配镜高度。相对无框镜架，全框和半框镜架更牢固，是较好的选择；⑤还应从美学的角度出发，选择一副与脸型、气质、职业相符的镜架。

普通框架眼镜可以在交付使用前再进行镜架调试，但渐变多焦镜不行，渐变多焦镜的镜架的调试必须在割边加工前进行，调试的内容包括镜架平衡、前倾角、顶点距离、镜腿长度、面弯等。

渐变多焦镜的镜片表面有很多标记，包括临时标记和隐形刻印（图 7-2）。在交付佩戴者使用前，临时标记会用酒精擦拭干净，而隐形刻印会长期保留在镜片上，但这不会影响佩戴者的视觉和镜片的外观。镜片上方有个黄色十字，叫配镜十字，也叫远用十字。我们测量配镜参数，即测量单眼瞳高和瞳距的目的是把镜片的配镜十字对准瞳孔中心。这样，当佩戴者平视前方时，他的视线正好通过十字的中心，十字中心的度数是戴镜者的远用屈光度，这时，佩戴者就能清晰地视远。

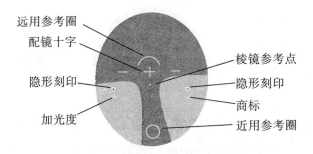

图 7-2　渐变多焦镜片上的临时标记和隐形刻印

　　测出瞳高和瞳距后，在镜片割边时，按照测出的值确定镜片安装的位置。

　　眼镜在交付使用前，还应做配适的评价，让佩戴者戴上眼镜，再次检查镜架与脸部的配适情况。并核实配镜十字的位置，在水平和垂直方向是否与瞳孔中心对齐。此外，还要检查戴镜后的远、近视力。这些都没有问题时，再指导佩戴者正确使用眼镜，最后擦去临时标记，把眼镜交付给佩戴者使用。

　　渐变多焦镜只要验配规范，经过适应期后，佩戴者往往能较好地适应眼镜。但有些人在适应期之后仍未能适应，或曾经适应现在却不适应，原因可能与佩戴者的屈光状态、原先矫正方式、视觉需求、使用方法有关，医生或配镜师可以根据具体情况进行调试或更改处方。

（董光静）

第四节　太阳镜

　　太阳镜是用于遮挡阳光的有色眼镜，在阳光下，人通过调节瞳孔大小来调节光通量，当光线强度超过人眼调节能力，就会对人眼造成伤害。所以在户外活动场所，特别是在夏天，人需要佩戴太阳镜来遮挡阳光，以减轻眼睛调节带来的疲劳或强光刺激造成的伤害，紫外线过强会对人眼造成不可逆的伤害。

一、太阳镜的分类

太阳镜通常分为平光太阳镜和染色片。

（一）平光太阳镜

平光太阳镜分为偏光太阳镜和遮阳镜。偏光又称偏振光，偏光太阳镜能阻挡令人不舒服的强光，使光线变得比较柔和，防止眩光，但是偏振片本身带有底色，不能在夜间佩戴，同时夜间光线不足，会降低物体的对比度和人眼的分辨能力。

（二）染色片

染色片多用于有屈光度数的患者，平光镜片也可以使用染色片。根据佩戴者对遮挡光线的需求，染色片可以调染成不同颜色，两镜片眼屈光度数不同时，染色时要注意两眼的差别。

常见的染色片如下：

（1）灰色镜片：可吸收红外线和98％的紫外线。灰色镜片的主要优点是不会使景物原来的颜色因镜片而改变，属于中性色系，符合所有人群使用。

（2）粉色和浅紫色镜片：这是非常普遍的颜色。它能吸收95％的紫外线。如果是作为矫正视力的眼镜，必须经常佩戴的女士最好选用淡红色的镜片，因为淡红色镜片对紫外线的吸收功能较好，而且能使整体光线强度降低，所以佩戴者感觉会比较舒服。

（3）茶色镜片：可吸收100％的紫外线，茶色镜片能滤除大量蓝光，改善视觉对比度和清晰度，因此深受佩戴者欢迎。特别在空气污染严重或多雾的情况下，佩戴效果较好。一般能挡住平滑光亮表面的反射光线，戴眼镜者可看清细微部分，是驾驶员的理想选择。中老年、600度以上高度近视患者可以优先考虑茶色镜片。

（4）浅蓝色镜片：海边沙滩游玩时人可佩戴蓝色镜片，蓝色可以有效滤去海水及天空反射的浅蓝色。但开车时应避免使用蓝色镜片，因为它会使我们分辨不清交通信号灯的颜色。

（5）绿色镜片：绿色镜片和灰色镜片一样，可以有效地吸收红外线光和99％的紫外线，同时最大限度地增加到达眼睛的绿色光，所以有令人凉爽舒适的感觉，适合眼睛容易疲劳的人使用。

（6）黄色镜片：可吸收100％的紫外线，并且可让红外线和83％的可见光穿透镜片。黄色镜片最大的特点是可吸收大部分的蓝光，可以提高对比度。

二、变色镜片

变色镜片，也称为"卤素变色片"。变色镜片用含卤化银微晶体的光学材料制作，根据光色互变可逆反应原理，让原本透明无色的镜片，在日光和紫外线照射下迅速变暗，完全吸收紫外线，对可见光呈中性吸收，回到暗处，镜片会接近通光，即无色镜片，但是会带一点点底色，相当于戴了一副有颜色的近视镜。变色镜片可由树脂或玻璃构成。镜片的颜色会随着所在环境的周围温度和紫外线强度的变化而变化。紫外线强度越高、周围温度越低，镜片的颜色就会变得越深，镜片颜色越深，变深的速度也越快，会令人佩戴比较舒服。

三、太阳镜的适用情况

眼睛是人体唯一暴露在紫外线下的内部组织。一年四季，眼睛始终暴露在紫外线下。过度暴露在日照下，眼睛将出现多种眼部疾病，包括光性角膜炎、翼状胬肉、白内障、眼癌，所以建议大家佩戴合适的太阳镜，来进行防护和适应。建议以下情况佩戴太阳镜：

（1）特殊眼病患者、畏光者，这类人群表现出对各种光源都很敏感的畏光症。

（2）从事特殊职业的人群，为遮蔽阳光，减轻眼睛自我调节时造成的疲劳和强光刺激造成的伤害，需要选择太阳镜。另外，在特殊环境下也需佩戴太阳镜：①阳光很好的地方；②阳光照射下有白雪皑皑的山地；③阳光照射下有波光粼粼的湖面；④湿了的水泥路面，开车时会有反射光让人看不到东西；⑤一万米的高空，飞行员没有目标，光线耀眼；⑥人工强光源（日光灯）产生眩光和避光；

（3）装饰作用：追求时尚，为了装饰美观，遮盖眼部缺陷。

四、如何选择太阳镜和变色镜片

（1）为了满足近视或远视患者兼顾矫正屈光不正和遮阳需求，配镜者可以配染色或变色片。

（2）防眩光是指加偏正光，使得杂乱无章的光被过滤成单一方向的光，视物时感觉更加柔和。

（3）按患者实际情况和需求进行染色，患者根据年龄、肤色、性别、面部特征、屈光度大小、是否有散光等选择相应染色方式。

一个60岁垂钓爱好者，他喜欢一边钓鱼、一边看报纸。建议选偏光变色的渐变多焦镜，因为渐变多焦镜既能满足看远看近，又能没有眩光、过滤掉很强的阳光。而40岁左右、无屈光度的患者，则宜选茶色或灰色的偏光太阳镜。此类镜片适合长期户外工作、长期暴露在阳光下的工作者，例如快递员、勘探工人、海边救生人员、飞行员等。

总之，选择太阳镜应从力学舒适、功能齐备、防紫外线、美观等几个方面考虑。

五、选择太阳镜的误区

（1）过度追求款式，忽略了自己的面部特征和眼镜的着力点，这时舒适度会降低。

（2）有屈光度的人依然按流行的款式选择眼镜，会造成成镜后不美观，周边像差大，影响佩戴的舒适度。

（3）只追求颜色，忽略对紫外线的阻挡。

（4）无论是变色片还是染色片，最好选择同一个颜色的，不建议选渐变颜色。因为在均匀介质中光是直线传播的。如果一个镜片上有不同颜色的递进，会对视觉产生一种困扰，长期佩戴会不舒适。

（5）染色片和变色片只在光线强的时候发挥其功能，日常生活中，无疾病的人如果长期佩戴，会影响眼睛对物体的分辨能力，如果长期在室内或暗室工作，建议使用通光片。

（陈涛文）

第五节　角膜塑形镜

我国青少年近视的患病率居高不下。近视已经成为影响我国国民身体健康的主要疾病之一。根据 2016 年北京大学中国健康发展研究中心发布的《国民视觉健康》白皮书，2012 年我国 5 岁以上的人群中，有大约 4.5 亿近视人群。高度近视可导致程度不等的眼底改变，眼底改变严重可导致视力丧失。

角膜塑形镜是一种矫正近视的眼镜，是特殊设计的高透氧硬性隐形眼镜。因其可以有效控制近视，使用角膜塑形镜的近视儿童越来越多。家长们比较关心的问题是角膜塑形镜控制近视增长的有效性和安全性。作为一种控制近视增长的方法，角膜塑形镜已经获得了较肯定的效果。角膜塑形镜通过暂时性改变角膜形态，提高裸眼视力，它是一种可逆性的非手术矫正方法。角膜塑形镜分为日戴和夜戴型，主要用于夜戴。目前角膜塑形镜主要用于青少年近视的控制，以及白天不想戴角膜塑形镜眼镜的成年人的近视矫正。

一、角膜塑形镜的特殊作用

角膜塑形镜的镜片是特殊设计的（图 7-3）。正常人眼角膜中央部分基本呈球形，周边角膜向外逐渐平坦。而角膜塑形镜的后表面形状与角膜前表面形状相反，称为反转几何设计。现代角膜塑形镜的镜片采用四弧设计，如图所示，角膜最陡处，镜片最为平坦，是基弧区。该区对角膜的中央区施以向下的压力。旁边的反转弧区，较基弧区陡，产生外拉力。定位弧区保证镜片良好的中心定位和塑形效果。周边弧区在镜片边缘生成一边缘翘起，有利于泪液交换。

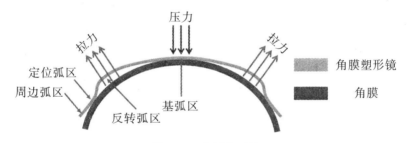

图 7-3　角膜塑形镜

角膜塑形镜是怎么矫正近视的呢？外界物体发出的光线，经过眼球的屈光系统后，在视网膜上成像。角膜约构成人眼屈光系统屈光度的 2/3。角膜屈光力降低，眼的屈光不正度数也相应变化。角膜塑形镜作用于角膜，通过对角膜塑形，改变其屈光度，从而改变整个眼球屈光系统的屈光度。

通过夜晚的佩戴，角膜塑形镜特殊的反转几何设计可对角膜进行重新塑形，降低角膜屈光度，提高裸眼视力。初次佩戴角膜塑形镜需要 10～14 天。由于角膜的可恢复性，完全停戴 4 周左右，角膜会基本恢复原状。

有关角膜塑形镜缓解近视度数增长的原理目前还有争议。主流观点认为角膜塑形镜通过近视性离焦来控制近视度数增长。眼角膜是非球面的，通过框架眼镜矫正近视时，远处的光线进入人眼后，并不是全部都聚焦在视网膜上的，经过角膜中央的光线聚焦在视网膜上，但经周边角膜入射的光线，到达视网膜的周边区域，聚焦于视网膜之后。视网膜朝着光线焦点的方向生长。所以当焦点落在视网膜后方时，眼睛的纵轴有增长的趋势。角膜塑形镜正是通过对角膜塑形，把周边视网膜的光线的焦点移到视网膜前，从而减慢眼轴增长的趋势，控制近视度数的增长。塑形后的近视眼见图7-4。

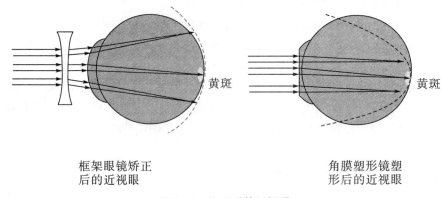

框架眼镜矫正
后的近视眼

角膜塑形镜塑
形后的近视眼

图7-4 塑形后的近视眼

二、哪些人适合戴角膜塑形镜

角膜塑形镜对适配人群有一定的要求，并不是每个人都适合佩戴角膜塑形镜。首先，戴镜者应眼部健康，无角膜炎、青光眼、角膜外伤等疾病；其次，戴镜者应无全身性疾病。它适用于两类人群，即近视发展较快的8岁以上的儿童和青少年、白天需要良好裸眼视力的近视成年人。8岁以上的儿童和青少年需要在家长监护下佩戴。8岁以下的儿童，如果有特殊需求，可由医生酌情考虑验配，并加强安全监管。理想的屈光矫正范围是近视75~500度，散光低于150度。同时患者及家长应依从性好，能按时复查和认真护理镜片。在这些前提下，医生仍需要做一系列的评估，来决定患者是否适合佩戴角膜塑形镜。

角膜塑形镜是第三类医疗器械，必须在有资质的专业医疗机构验配。验配包括病史询问、眼部检查、镜片配适、定制镜片、镜片发放和戴镜者教育、定期复查等。病史询问中，医生会收集眼部病史、全身病史，了解患者的验配目的、职业。患者及家长应详细了解角膜塑形镜。然后完成各项眼部检查，包括屈光、角膜地形图、角膜内皮细胞镜、眼压及其他眼部参数的检查。镜片配适是选择合适的镜片参数、试戴、评估的过程。确定好镜片参数后定制镜片。在镜片发放的时候，患者及家长学习镜片的取戴和护理方法。验配医生制订复查计划，要求患者定期复查。

三、怎么用角膜塑形镜才安全

角膜塑形镜是一种高透氧的硬性隐形眼镜。材料里含有硅、氟等聚合物，大大增加了氧气的通过量。Dk值反应材料的氧通透性。健康角膜是没有血管的透明组织，大部分氧只能通过空气来获得，所以氧通透性对角膜塑形镜的安全性非常重要。角膜塑形镜行业标准规定：日戴的角膜塑形镜材料Dk值必须大于50，夜戴的角膜塑形镜材料Dk

值必须大于 90。

除了材料要好，镜片的日常护理、使用和定期复查也非常关键，这些因素的影响甚至大于镜片的验配。角膜塑形镜作为硬性隐形眼镜，取戴方式与普通的软性隐形眼镜有区别。取镜法分为手取法和吸棒法。特别是手取法，是佩戴角膜塑形镜的儿童、青少年以及他们的家长所需具备的基本技能之一。一些佩戴者因为丢失摘取角膜塑形镜的吸棒，无法摘取镜片而到医院就诊。所以千万不要忽略手取法的重要性。

角膜塑形镜在使用过程中会产生沉淀，可对眼部健康产生不良影响，并且可降低镜片矫正效果。镜片的护理直接关系角膜塑形镜的疗效、使用时长及眼部健康。角膜塑形镜的护理要用专门的硬镜护理液，对镜片进行揉搓、冲洗、浸泡。严禁用自来水清洗镜片。镜盒内的护理液应每日更换。镜盒每日清洁，并且每周用开水消毒一次。镜盒和吸棒建议每 2~3 个月更换一次。生病或抵抗力下降时，患者需停戴镜片。

常规的复查计划是初次戴镜后 1 天、1 周、1 个月、2 个月、3 个月进行复查，之后每 2~3 个月定期复查。而实际的复查计划则根据每个佩戴者的情况来决定。如果佩戴者觉得眼睛有任何不适，佩戴者应及时到医院复查。复查的内容主要包括：病史询问，医生会询问佩戴者佩戴角膜塑形镜的舒适度，佩戴时间，镜片摘取、清洁和护理等情况；塑形后视力的测试；裂隙灯检查眼部健康和镜片状况；角膜地形图检查，评估塑形效果。如有需要，还可做屈光、镜片配适的检查等。每次复查完毕，告知佩戴者下次的复查时间。如果佩戴者在外地，不能来验配机构复查，也一定要到当地医院进行复查。复查时如发现问题，医生应及时进行处理。

镜片材料有一定的寿命，镜片在使用过程中也会产生磨损，所以超期使用会对眼睛产生不良影响。理论上角膜塑形镜的最佳使用寿命为 1 年至 1 年半，到期需更换。实际的更换时间需要根据复查情况而定。镜片缺损、有较深划痕、沉淀太多将严重影响透氧性，需及时换镜。近视度数增长时也需要换镜。

因角膜塑形镜直接佩戴在角膜上，它的安全性不容忽视。佩戴角膜塑形镜的不良反应有结膜反应性充血。往往戴镜 7~10 天后缓解，不需要治疗。不注意用眼卫生和镜片清洁护理等可能会导致慢性结膜炎。角膜塑形镜佩戴者的角膜上皮损伤发生率较高，但程度多为轻度。造成角膜上皮损伤的原因有镜片配适不佳，摘戴镜片操作不当或护理镜片不当，对护理液过敏等。轻度角膜上皮损伤在停戴镜片 2 天之内能愈合，但是长期存在角膜上皮损伤或者角膜上皮损伤的程度比较深，会增加佩戴者角膜感染的风险。角膜炎是严重的并发症，但现代角膜塑形镜引起的角膜炎发生率已经很低。佩戴角膜塑形镜可能还会导致视觉功能异常的并发症。比如早期视力波动，表现为晨起裸眼视力正常，至下午或傍晚视力逐渐下降。一般随着时间延长，裸眼视力逐渐稳定。患者也可能出现眩光，在夜间瞳孔放大时容易发生，影响夜间视力。

总之，现代角膜塑形镜在材料和设计上有了很大的进步。佩戴者应在正规医疗机构检查验配。佩戴者应保持很好的依从性，正确护理，定期复查。做到这几点，安全性能得到极大保障，长期佩戴角膜塑形镜就会是安全的。

（颜 月）

第八章　老年视觉保健

随着社会的发展、人们生活水平的提高及保健体系的完善，人类期望寿命逐渐提高，老年人口的比例也在不断增加。全球老龄化进程正逐步加快。与此同时，老年人的健康问题也引起了全社会的关注。

视觉对人极其重要，人所获得的外界信息中至少 80％来自视觉。中老年人容易患全身性疾病，如糖尿病、高血压等，而这些疾病与眼部病变密切相关。随着年龄的增长，一些眼病也会在老年阶段出现。据世界卫生组织（WHO）统计：全球视觉障碍患者中，约 82％为 50 岁以上的人群。因此，想要改善老年人的生活质量，视觉健康保健至关重要。

第一节　老年人眼部的改变

随着年龄的增长，眼球的结构也会发生一些改变。从生理角度上讲，泪液产生于两眼外上角的泪腺，它借助瞬目运动涂抹于眼球表面，使眼睛保持湿润、光滑，并具有一定的光泽。当人进入老年阶段，结缔组织增生，泪液分泌相对减少，从而眼睛易出现干涩不适。如果长时间看书、看报纸、看电视，眼睛就会感到干涩疼痛。

一、流泪

日常生活中，不少老年人总抱怨说自己爱流泪。特别是在气候干燥的地方，老年人更易出现流泪的现象。人的眼球表面如同地板一般，正常情况下，其表面应该有一层"润滑剂"，否则，表面就会不太光滑，容易发涩。如果我们眼睛有了这种自然分泌的"润滑剂"，眼泪就可以均匀分布在眼球的表面。但是，如果这种"润滑剂"分泌不足的话，眼泪的分布就不均匀，有的地方是湿润的，有的地方是干燥的。没有"润滑剂"的地方，人就感觉"沙子"在眼里，所以就掉眼泪。随着年龄的增长，身体的各个器官也随之老化，眼球表面的"润滑剂"也分泌减少。所以，老年人爱流泪，主要是眼球干燥所致。

一旦发生眼干、眼涩、疲劳不适，很多老年人第一时间想到的就是去药店买眼药水，过度使用眼药水是人们最容易踏入的误区。市面上一些非处方的滴眼液大多含有防腐剂，这些物质可对眼表的细胞造成损害。眼药水使用不当不仅不能治病，反而会加重症状。所以如果出现眼痒、干涩、异物感等症状，千万不能忽视，患者应尽早到医院就诊，在医生的指导下选择眼药水。

二、老视

老视又称为老花，是指正常人到了一定年龄之后，他的眼睛调节能力衰退，晶状体的核逐渐硬化，无法正常调节，从而导致人在阅读的时候容易出现疲劳，看东西不能持久，甚至要光线亮一点的时候才能看得清楚。这些表示人可能有老花了。老花不是一种病理现象，而是一种生理现象。老花来得早还是晚，要看人的具体情况而定，一般人在40岁左右开始出现老花，出现老花的年龄与眼部状况（如近视、远视等）、从事的工作等有关。如何解决老年人老花的问题呢？最简单、最经济有效的办法就是去医院进行医学验光，佩戴合适的老花镜，定期复查、更换眼镜。不合适的眼镜会加重眼睛的调节负担，导致疲劳，甚至可引起眼睛胀痛等症状。同时，老年人应适当减少阅读、看电脑、看手机等近距离用眼的时间。

三、飞蚊症

由于玻璃体发生退行性改变，在明亮环境下老年人可能会感觉眼前出现"飞蚊"，临床上称之为"飞蚊症"。大部分的飞蚊症属于生理性的，一般不影响视力。但要及时就诊，做必要的检查，以排除病理性改变。病理性飞蚊症一般有三个特点：患者感觉有异常闪光、短时间内飞蚊数不断增加、视线有被遮挡的感觉。比如：视网膜脱落的早期症状就是眼前"飞蚊"数量增多，对于这种病理性的飞蚊症，若不及时治疗，患者可能失明。

四、其他

对比敏感度是分辨空间相邻部分的能力。日常生活中，辨别物体和人的面孔需要靠对比度、质地以及外形。随着年龄的增加，人眼对比敏感度逐渐降低，所以很多老年人会抱怨自己看东西总是模模糊糊的。

老年人的角膜、晶状体的透明度下降，玻璃体液化甚至脱离，这些都可以引起光线散射，使视网膜成像的对比度下降，产生眩光不适，从而导致视功能的下降。例如，在室外正对阳光行走或面对阳光开车，老年人可能就感觉明显的眩光，辨别交通信号灯非常困难。在室外，老年人可以佩戴滤光镜来降低射入眼内光线的强度，进而改善视觉效果。

第二节　常见的老年性眼病

随着年龄的增长，一些眼病会在老年阶段出现。其中常见的眼病有干眼症、老年性白内障、青光眼、老年性黄斑变性及全身疾病引起的眼部并发症，如糖尿病视网膜病变等。

一、干眼症

随着社会的发展，计算机、电视、空调的普及，干眼症的发病率呈逐渐上升的趋势，它已成为严重危害老年人生活质量的一种常见的眼部疾病，干眼症使患者不能正常地工作和生活，还常常影响睡眠。干眼症又称为角结膜干燥症，主要由泪液的质或量以及泪液动力学异常引起。引起干眼症的因素非常多，如睑板腺功能障碍、长时间近距离工作以及患有糖尿病等全身性疾病。患有干眼症的人可有眼睛干涩、易疲劳、眼红、异物感、烧灼感等症状，特别是在湿度较低的环境中症状可能更加明显。症状可因人而异，有的人有以上部分症状，有的人则都有。

哪些因素可以诱发或加重干眼症状呢？第一，长期在空调开放、空气不流通的环境里工作，长时间注视电脑、电视等视频终端屏幕，这些情况下人眼容易出现眼睑瞬目异常，泪液过度蒸发，泪膜破裂时间缩短，影响泪膜质量，从而产生或加重干眼症状。第二，长期服用抗高血压药物可使泪液分泌减少；局部长期滴抗生素、抗病毒眼药水，药物本身或防腐剂毒性可导致干眼病情加重。第三，眼部有外伤史、手术史等，如眼表化学伤、热烧伤、眼表严重感染等均可以产生或加重干眼症状。第四，有全身免疫性疾病的患者，如类风湿性关节炎、强直性脊柱炎、系统性红斑狼疮等患者易伴有干眼症状。

那我们如何防治干眼症呢？第一，当眼睛干涩不适、看东西模糊不清时，患者应到医院检查治疗，不要乱用眼药水，以免加重病情。第二，积极治疗全身免疫性疾病。第三，有老花眼、近视眼、散光等的患者，要佩戴合适的眼镜，不宜佩戴隐形眼镜，若必须佩戴隐形眼镜，时间也不宜过长。第四，养成多眨眼的习惯，适当休息，不要长时间连续注视电视或电脑等视频终端屏幕。第五，可使用室内加湿器，远离烟尘和含化学物质的环境。第六，多吃新鲜的蔬菜和水果，增加维生素 A 的摄入。

二、老年性白内障

老年性白内障又称年龄相关性白内障，是指眼球内的晶状体由透明变为混浊。目前，白内障仍然是我国第一位致盲性眼病（彩图 4）。

一般情况下白内障没有红、肿、痛、痒等刺激症状，所以在早、中期一般不会引起老年人的重视，有些患者到了成熟期还不以为然，这也是白内障致盲的重要原因之一。

以下五种症状提示人可能患有白内障：视力逐渐下降，视物模糊；夜间视力下降；

眼前固定性黑影或视物变暗、变黄；视物变形或重影；近视度数加深，需频繁更换眼镜。

患了白内障，老年人也不必过分忧虑。虽然目前没有任何药物可以彻底治愈白内障。但是，白内障手术成功率很高，如果眼底情况良好，大部分患者的视力都能够很快提高。

什么时候进行白内障手术最合适呢？过去由于医学技术水平的限制，一般在患眼看不见时才能手术，患者需要长期忍受视力低下的烦恼和痛苦。如今，随着白内障超声乳化吸除联合人工晶体植入手术的应用和开展，白内障手术的安全性与有效性均大大提高。患者无须等到完全失明才做手术，只要影响生活质量就可以考虑手术。有的患者害怕手术，患眼失明了还是不肯手术，这是非常危险的。如果不及时治疗，白内障会产生很多严重的并发症，如青光眼、葡萄膜炎等。这些眼病多发生在白内障的中晚期，不仅能引起失明，有时还可以引起严重的眼内炎症，致使眼球萎缩。有的患者因长期眼痛，无法忍受，最后必须做眼球摘除手术。因此，白内障发展到一定程度，必须手术治疗。

80多岁的老人眼睛看不见，还能做白内障手术吗？关于白内障手术的最大年龄，医学上没有统一的限定，有些高龄老人全身情况良好，血压、心脏情况稳定，可以进行白内障手术。所以，能否承受白内障手术并不取决于年龄，而是取决于患者的身体状况。

三、青光眼

要了解什么是青光眼，我们首先要知道什么是眼压。眼压就是眼球内部的压力，它是眼球内容物对眼球壁的作用力。眼压必须维持在一定水平才能保证眼球的正常形态，以及维持眼球的正常视觉功能，确保眼内组织的正常代谢。正常眼压的范围为10～21mmHg。

青光眼指病理性眼压升高，导致人眼出现特征性的青光眼视神经损伤和萎缩，进而造成视觉障碍和视野缺损。据世界卫生组织公布，青光眼是全球第二位致盲性眼病，仅次于白内障。

65岁的张大爷，近几年感觉视力减退，且没有眼胀、头痛、看灯光有彩环的现象，他自以为是老花眼或白内障，不以为然。但是，最近感觉越来越严重。到医院眼科检查，被诊断为"青光眼"，双眼的视神经已经萎缩，视力很难恢复。大爷很疑惑，问医生：青光眼患者不是有头痛、眼胀、看灯光有彩环的症状吗？我为什么没有这种不适的感觉呢？

原来，青光眼的分类很多，根据临床表现的特点可大致分为急性、慢性。虽然它们都是以眼压增高为共同特点，但其发病进程不同，所以它们有各自不同的临床表现。

急性青光眼的发病急，症状严重，包括眼胀、头痛、恶心、呕吐等，青光眼一旦发作，痛苦难忍，必然会去医院就诊。如果得不到及时诊治，24～48小时即可失明。但是，这种类型的青光眼很少，绝大多数青光眼患者表现为慢性过程，发病隐匿，早期可无明显症状，病情进展到一定程度时，可有视力下降、眼胀、头痛。年轻人误认为是近视度数加深，年老者以为是老花眼或白内障加重，易被忽视，延误治疗。因此，这类青光眼被形象地称为"隐形杀手"，张大爷就属于这种类型的青光眼。

日常生活中，大多数青光眼患者在出现视力下降或视物模糊的时候没有及时接受治疗，错过了最佳的治疗时机，导致病情更加严重。因此，我们需要尽早发现问题。如果出现了以下任一种情况，那就要警惕了，很可能是青光眼的早期症状，需要及时就医检查。第一，视力逐渐下降，视力矫正不到 1.0，尤其高度近视者。第二，在情绪激动或者在暗处停留过久，便有眼胀、头痛、视物模糊，眼前如同有一层云雾。第三，正常人的眼压有昼夜波动的规律，一般清晨偏高、夜间较低。因此，如果早晨起床后看书报较吃力，并伴有鼻梁根部酸胀和眼眶胀痛时，这时也要警惕是否是青光眼的前兆。第四，晚间看灯光出现五彩缤纷的晕圈，好比雨后天空出现彩虹一样。第五，一次性喝水超过 300mL 时出现眼胀、头痛。第六，当你目光注视正前方，眼睛余光看到的范围明显缩小。

一般来说青光眼是不能预防的，但早期发现、合理治疗，绝大多数患者可终生保持有用的视功能。如果家庭成员有青光眼病史，并感觉头痛、眼胀、视力疲劳，应及时到眼科检查，并定期复查。青光眼患者早期眼压并不稳定，因此，进行 24 小时眼压监测是很有必要的。同时还要进行眼底和视野检查。另外，情绪波动不仅容易诱发青光眼急性发作、眼压波动，还会使血压升高、血管痉挛，对视神经造成进一步损伤。因此，青光眼患者要保持愉快的情绪，避免发怒，坚持规律的生活作息。

四、老年黄斑变性

人的眼睛与照相机相似，眼睛里的视网膜是照相机里的底片，黄斑是视网膜的一部分，是中心视力最敏锐区，该处视网膜较薄，称为黄斑区。正常人眼都有黄斑。人们看东西时最中心的视力就是黄斑负责的，因此黄斑这个部位一旦出现问题，就会严重影响视力。

老年黄斑变性是一种和年龄增长有关的眼底黄斑区结构的退行性病变，年龄越大，患病率越高，因此也称为年龄相关性黄斑变性。老年黄斑变性已成为老年人主要致盲原因之一，据统计，50 岁以上老年人年黄斑变性患病率高达 15.5%。

目前，黄斑变性的病因尚未明确，可能与慢性光损害、年龄、高度近视等因素有关。老年黄斑变性分为干性和湿性两种。干性老年黄斑变性常表现为双眼视力缓慢、进行性下降，眼前出现黑点，视物变形。干性老年黄斑变性随时可能发展为湿性老年黄斑变性。湿性老年黄斑变性患者常突然视力下降、有黑影遮挡、视物变形。随着湿性老年黄斑变性的发展，中心视力迅速丧失，患者可在 2~3 个月内失明，湿性老年黄斑变性可以说是一种晚期的老年黄斑变性，严重程度远远超过干性老年黄斑变性。因此早发现、早治疗是重中之重。

由于对该病缺乏认识，一些老年人患上此病后，往往认为是白内障或老花眼，结果延误了治疗，最终导致失明。那么，如何在早期发现黄斑变性呢？下面介绍一个相对简单，并且在家就能检查的方法——阿姆斯勒（Amsler）表自我检查法。阿姆斯勒表是多个小正方形组成的表格，表格中央有一个黑点。检查时，人站在光线较好的地方，离阿姆斯勒表 30cm 的距离，用手遮住一只眼，然后，将另一只眼睛的目光锁定在中央黑点上。如果人观察到表格线模糊不清、中心出现暗斑、直线有变弯的倾向，即提示可能患有黄斑变性，应该尽快到医院就诊，如果错过了治疗时机，随着黄斑变性逐渐加重，视力会越来越差，最终不可逆转，将会造成永久性的失明。

针对老年黄斑变性需要做哪些检查呢？医生一般根据患者的情况，做视力、眼压、散瞳眼底检查，同时酌情安排眼底数字照相、光学相干断层扫描（OCT）检查、荧光素血管造影（FFA）检查、吲哚菁绿血管造影（ICGA）检查等。OCT 检查是一种无创的检查方法，可以了解黄斑各组织层次的情况，例如黄斑区的水肿、出血、隆起，甚至异常血管进入、色素上皮脱离等。这个检查简单易行，可以提高诊断的准确性，同时患者不会受到任何刺激，也不受全身情况的影响。眼底血管造影检查包括 FFA 检查和 ICGA 检查。眼底血管造影检查可以进一步反映视网膜和脉络膜的循环状况，对于疾病的诊断、治疗及判断预后有重要意义。

五、糖尿病性视网膜病变

糖尿病是老年人常见的全身疾病之一。糖尿病患者可出现多种眼部问题，如糖尿病性视网膜病变、玻璃体积血、白内障等，其中糖尿病性视网膜病变是患者最常见、最严重的眼部并发症。据流行病学统计，中国的糖尿病患者数量位居全球第一。如病程超过十年，80％的糖尿病患者会出现糖尿病性视网膜病变。

糖尿病患者在出现视力下降之前常常已经有眼底的改变，但是患者没有任何的临床症状。所以，糖尿病性视网膜病变是导致失明的"隐形杀手"。随着病情进展，患者可出现视物模糊、视物变形，甚至失明。对糖尿病及其并发症的防治刻不容缓。

哪些人是糖尿病性视网膜病变的高危人群呢？一是糖尿病病程超过 10 年者。二是血糖控制不好者。三是同时伴有高血压、高血脂者。四是已经出现糖尿病性肾脏并发症者。

那我们应该如何防治糖尿病性视网膜病变呢？

第一，严格控制血糖、血压、血脂，在一定程度上能降低糖尿病性视网膜病变发生及发展的风险，包括合理膳食、适当运动、药物控制、监测血糖、戒烟酒等。

第二，糖尿病患者应该定期进行眼科检查。Ⅰ型糖尿病患者应在初诊 5 年后每年检查眼底，Ⅱ型糖尿病患者在确诊后应该立刻进行检查。如果血糖控制不理想或已经有眼部病变的患者需要每三个月到半年进行一次检查，或根据医生建议，定期随访。

第三，当患者出现视网膜病变时，医生可以选择眼内药物、激光和手术等方法给予治疗，用哪种方法取决于视网膜病变的严重性和类型。

有数据表明，30％～50％的糖尿病患者从来不做眼科检查，每年定期做眼科检查的糖尿病性视网膜病变患者不足 10％。因此我们应该加强科普宣传，早预防、早诊断、早治疗。

第三节　老年视觉保健的常见误区

第一个误区：近视眼永远不会发生老花吗？这是一种错误的说法。老视俗称"老花眼"，是一种生理现象，是人们步入中老年以后出现的视觉问题。原有的屈光状态会影响老视症状出现的时间。有远视的人，老花一般出现的较早；有近视的人，老花一般出现的较晚。

第二个误区：有一些老年人以前需要戴老花镜看书，这几年不用戴老花镜也能看清楚书上的小字，难道是视力变好了吗？这种说法也是错误的。很多老年人觉得看近的视力突然变好，就很开心，以为自己的视力变好了。事实上这可能不是一个好兆头，需要警惕白内障的发生，最好去医院眼科就诊。

第三个误区：滴眼药水就能治好白内障吗？宣传治疗白内障的药物的广告屡见不鲜。这些药物常常起不到提高视力、避免手术的作用，相反可能导致视力进一步下降，甚至失明。眼药水治愈白内障其实是不科学的，想要根治白内障，只能通过手术治疗。

第四个误区：眼压正常就没有患青光眼的风险吗？中国人的正常眼压为 10～21mmHg，人们普遍认为眼压没有超过 21mmHg 就没有患青光眼风险。这其实是错误的。原因有以下两个方面：第一，眼压不是青光眼唯一的诊断标准。每个人的视神经对眼压的耐受力不同，发生青光眼的风险不同。第二，影响眼压测量的因素有很多，早晚眼压不同，最理想的眼压测试是对眼压进行 24 小时连续测量。

第五个误区：视力很好的人，有糖尿病也不会发生视网膜病变。事实上，视力良好不等于没有视网膜病变。一些早期的视网膜病变并不会影响视力。所以一旦确诊为糖尿病，即使没有任何眼部不适，也应该定期检查眼底。

总之，在日常生活中，老年人如果出现视力逐渐下降，伴有视物模糊，并出现逐渐加重的症状，就应该及时到专业、正规的眼科医院检查和治疗。尤其患有全身性疾病或有老年性眼病危险因素的人群，更应该定期接受常规眼部检查。早发现、早治疗、定期随访非常重要。

（伍　叶）

参考文献

［1］沈洪兵，齐秀英. 眼科学［M］. 北京：人民卫生出版社，2018.

［2］朱娉，赵堪兴，李丽华，等. 调节和集合功能异常引起视疲劳临床分析［J］. 中国实用眼科杂志，2014，32（4）：424－427.

［3］刘陇黔，杨必，杨昕，等. 眼视光学人力资源现状与发展建议［J］. 中国循证医学杂志，2015，15（5）：497－499.

［4］杨必，贺庆军，刘陇黔. 视光学专业本科教育模式的比较与思考［J］. 中国高等医学教育，2011（12）：15－16.

［5］邹云春，蔡运林，王大庆，等. 眼视光学专业本科培养模式比较与思考［J］. 川北医学院学报，2007，22（3）：307－308.

［6］Erin M H，Leonard-Green T K，Mohan K M，et al. Interrater and test-retest reliability of the beery visual-motor integration in schoolchildren［J］. Optom Vis Sci，2017，94（5）：598－605.

［7］Blake D F，Peterseim M M，Wilson M E，et al. Performance of the spot vision screener in children younger than 3 years of age［J］. Am J Ophthalmol，2017，178：79－83.

［8］Erin M H，Joseph M M，Twelker J D，et al. Reading fluency in school-aged children with bilateral astigmatism［J］. Optom Vis Sci，2016，93（2）：118－125.

［9］Dorothy S P F，Dennis S C L，Robert F L，et al. Prevalence，incidence，and progression of myopia of school children in Hong Kong［J］. Invest Ophthalmol Vis Sci，2004，45（4）：1071－1075.

［10］中华医学会眼科学分会眼视光学组. 儿童屈光矫正专家共识（2017）［J］. 中华眼视光学与视觉科学杂志，2017，19（12）：705－710.

［11］中华医学会眼科学分会眼视光学组. 软性接触镜临床验配使用共识（2013 年）［J］. 中华眼科杂志，2013，49（4）：374－376.

［12］Daniel I F，Mingguang H，Jost B J，et al. IMI － defining and classifying myopia：a proposed set of standards for clinical and epidemiologic studies［J］. Invest Ophthalmol Vis Sci，2019，60（3）：M20－M30.

［13］Mitchell S，Susan C，Marjean T K，et al. Treatment of accommodative dysfunction in children：results from a randomized clinical trial［J］. Optom Vis

Sci，2011，88（11）：1343－1352.

[14] 孟艳菊，尹则琳. 天津市 60 岁及以上人群盲和低视力患病率及致盲原因 [J]. 中国老年学杂志，2016（1）：176－178.

[15] 徐芳. 老年群体干眼病相关因素探究及诊治 [J]. 中国保健营养，2019，29（35）：309－310.

彩　图

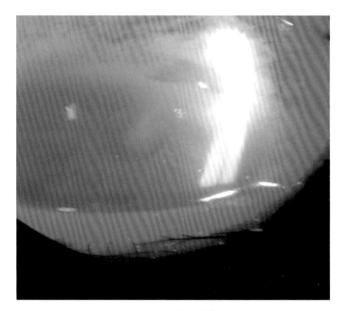

彩图 1　剪刀划伤

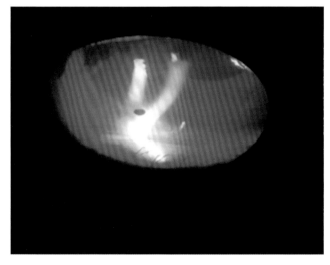

彩图 2　角膜异物

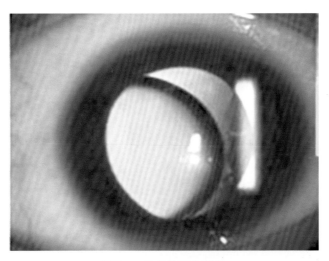

彩图 3　晶状体不全脱位

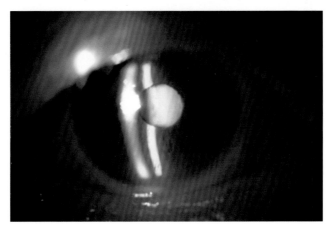

彩图 4　白内障